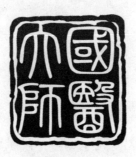

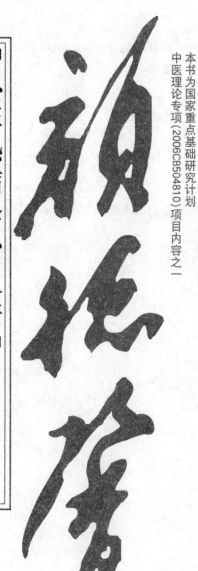

【颜德馨临床医学丛书】

颜乾麟○总主编

本书为国家重点基础研究计划
中医理论专项（2006CB504810）项目内容之一

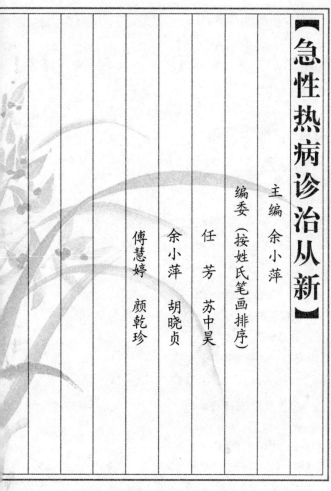

【急性热病诊治从新】

主编　余小萍

编委（按姓氏笔画排序）

任　芳　苏中昊

余小萍　胡晓贞

傅慧婷　颜乾珍

中国中医药出版社
·北京·

图书在版编目（CIP）数据

颜德馨急性热病诊治从新/余小萍主编. —北京：
中国中医药出版社，2010.2（2020.9重印）
（颜德馨临床医学丛书/颜乾麟总主编）
ISBN　978－7－80231－827－4

Ⅰ.①颜…　Ⅱ.①余…　Ⅲ.①温病—诊疗　Ⅳ.①R254.2

中国版本图书馆 CIP 数据核字（2009）第 226665 号

中国中医药出版社出版
北京经济技术开发区科创十三街 31 号院二区 8 号楼
邮政编码　100176
传真　010 64405750
保定市西城胶印有限公司印刷
各地新华书店经销
＊
开本 787×1092　1/16　印张 9　字数 157 千字
2010 年 2 月第 1 版　2020 年 9 月第 2 次印刷
书号　ISBN　978－7－80231－827－4
＊
定价 39.00 元
网址　www.cptcm.com

《颜德馨临床医学丛书》
编委会

出版者弁言

国医大师颜德馨教授系先贤亚圣颜回之后裔，书香门第，家风醇厚。其父颜亦鲁先生为江南著名中医，颜老幼承庭训，随父学医，复入上海中国医学院深造，毕业后悬壶于沪上，屡起沉疴，不坠家声。在七十余年的医学生涯中，颜老不仅临床功底深厚，医术精湛，积累了非常丰富的临床经验，形成了独树一帜的诊疗特色，尤其是诊治疑难杂病、老年病疗效显著，名扬四海；而且学术造诣颇深，勇探未知，不断创新，著书立说，硕果累累。他倡导"久病必有瘀"、"怪病必有瘀"理论，创立"衡法"治则，主持"瘀血与衰老"科研项目，提出瘀血实邪乃人体衰老之主因的观点，并以"气为百病之长"、"血为百病之胎"为纲，从事疑难病症的研究，将其运用于心脑血管病领域颇有成效。先后发表学术论文 200 余篇，著述 20 余部。

为了更好地总结、传承颜老独特的学术思想和临证经验，颜老传人和弟子历时两年，将颜老的众多著述、学术成就和研究成果进行了重新整理、编辑，结集为《颜德馨临床医学丛书》出版。其中既有精辟阐述颜老"衡法"治则的《颜德馨论衡法》，又有完整体现颜老临床独特诊治体系的《颜德馨急性热病诊治从新》、《颜德馨内科学术经验薪传》；既有真实记录颜老精湛医术和临证经验的《颜德馨医案医话集》、《颜德馨临证实录》，又有深入解析颜老处方用药技巧、心得的《颜德馨方药心解》；既有生动介绍颜老养生抗衰观点、方法的《颜德馨谈养生抗衰》，又有专门载录颜老珍贵膏方经验的《颜德馨膏方精华》，可以说比较全面展示了颜老七十余年的临床医学成就，内容丰富，分量颇重，价值很高。

明年恰逢颜老的九十大寿，这套《颜德馨临床医学丛书》的出版无疑是献给颜老的最好寿礼。衷心地祝愿颜老健康幸福，医学之树常青！

作为肩负传播中医药文化重任的出版人，我们将以此套《颜德馨临床医学丛书》的出版为契机，陆续整理出版其他国医大师和中医大家的著述、文献，并形成系列，从而给中医药宝库再添加一笔珍贵的财富。

中国中医药出版社

2009 年 10 月

　　颜老德馨为颜回之后裔，颜回乃孔子之高徒，如果人类也有智慧"基因"的话，颜老便有较高的智慧遗传"基因"，堪称智者。

　　颜老之先翁颜亦鲁公，得"孟河学派"之真传，颜氏父子传承，则德馨老兄之医学源于有名之"孟河学派"。其后又负笈上海，从游于徐小圃、祝味菊、秦伯未、盛心如等名医门下，深得其传，则颜德馨之医学，根深叶茂，成为国之名医、中医泰斗，乃属必然矣。

　　颜老几十年来，在中医药学术处于风雨飘摇之时，仍坚守不移，绝不离开临证与心悟，不断进取，力挽沉疴，救人于水火，乃有今日之声誉，则颜老为名副其实的仁心仁术之良医也。

　　基于上述之根基，乃有《颜德馨临床医学丛书》之作。表面上这是一套医学丛书，但从另一角度看，这是颜氏几十年废寝忘餐之科学研究成果，又是其大半生（颜老必将超过百岁）的心血之作。

　　也许那些沉醉于西方科学的人士会问，这也算科学研究吗？不错，这不是西方医学所说的"科研"，这是中医学的传统的科学研究模式。

　　我们应当觉悟了，千万不要事事以西方文化及学术为标尺，而忘记了我们伟大的中华文化优秀传统。千万不要在"科学化"、"现代化"、"与世界接轨"等漂亮名词之下，晕头转向，把祖宗的瑰宝丢掉，却还说是"创新"！世界医学今天对"流感"很害怕，因为1918年西班牙"流感"流行，引起欧洲2000万人死亡。而在1800年前，我们的医圣张仲景早就有办法对付"流感"，再加上明代之吴又可，清代叶、薛、吴、王等温病学家，中医学不仅不怕"流感"，连世界从未见过的SARS也能解决。反观西医方法，但凡见高热便给予冰敷，认为如此可以降温护脑，不知此法违背了中医之"治则"。叶天士说："或透风于热外，或渗湿于热下，不与热相搏，势必孤矣。"中医不在于捕捉病毒之样貌，也不是只知与病毒抗争，而是使邪气不得安生而又给邪以出路，恢复人体的正气，正足以拒邪而愈病。试问那些宜用桂枝汤、麻黄汤治疗的流感发热患者，如果只知冰敷使邪气内伏，邪无出路，其他用药又伤正气，不死何待？希望今后之中医，千万不可以抗生素、激素等为万能，而应重视诵读四大经典，深研各家学说，尽可能不脱离临床实践。那么，《内经》、《伤寒论》、《金匮要略》及温病学派各大名著，哪一部不是科研之伟大成果？因此，我大胆地说：《颜德馨临床医学丛书》是颜老"以人为本"的科研成果。何谓以人为本？是靠病人点头而不是靠白老鼠点头才算数之科学研究也。我不反对动物实验研究，但反对一切以西方规则为标准。如颜老《膏方精华》就是目前受到高度重视的"治未病"研究之独特的研究成果。又如对"血瘀"病证之研究，颜老除了倡导"久病必有瘀，怪病必有瘀"之外，他没有忘记，病机与治法中的传统理论之"血与气"的关系，经几十年之临床历练与心悟，深感于"气为百病之长，血为百病之胎"的气血之论。此足以纠正那些一知半解，只知血瘀而丢掉了"气与血"的关系，犯了丢掉中医之根本而不自知之弊！颜老又根据"气血"之论进一步提出"疏其气血，令其条达"为"衡法三要"之首要理论。衡法之研究应当说是创新。

如上所述，颜老假如没有用几十年的时间去读经典，习百家，以及持续地临证与心悟，如果不能利用新的以我为主的实验方法，是不可能提出自己的观点与理论的。这不是真正的自主创新研究，又是什么？这就是我们要走自己之路以振兴中医之典范也。

据闻，《颜德馨临床医学丛书》是应中国中医药出版社之邀而编撰的，这是出版社发展的又一正确指向。挖掘中医之宝藏以振兴中医，目前应大力发挥那些有真才实学的名老中医及西学中之潜能，并发挥有真知灼见之中青年中医的作用，则中医之振兴有日矣。故乐为之序。

邓铁涛于广州
2009 年 10 月

颜德馨教授是当代医林耆宿，"海派中医"的领军人物，在海内外享有盛誉，得到同道及后学的一致推崇。其为人刚正不阿，为学孜孜不倦，医术高超，医德高尚，堪称医界德艺双馨的楷模。

海派中医，是与孟河学派、岭南医学、新安医学等著名流派齐名的一个重要的中医学术流派，特别是从 20 世纪初期以来在全国产生了越来越大的学术影响力，为中医药事业作出了重要的贡献。"海派"二字，既有上海地区的含义，也有更深层次的"海纳百川"之义，这是海派中医的精髓。申江是得风气之先的新兴城市、移民之府，不少名医虽来自江、浙、川、粤等地，但接受了上海的人文熏陶，成为内、外、妇、儿、针灸各科的大家而乐意定居沪上，百花齐放，织就了海派中医的灿烂图景。

颜老祖籍山东，是亚圣颜回的后裔。1920 年出生于江苏丹阳中医世家，尊翁颜亦鲁先生得孟河学派贺季衡先生之传，为孟河学派中流砥柱。颜老幼承家学，负笈海上，受到当时名医大师如徐小圃、祝味菊、秦伯未、盛心如诸先生的钟爱，取各家之长，融会贯通，奠定了他后来擅治内外大小方脉的基础。颜老广泛浏览与医有关的各种书籍，包括笔记小说、民间传说，无不搜求。至于《内》、《难》等经典著作，更是刻苦钻研；对于其他古典医著，无论医案医话也都广为涉猎。对前贤医家，他特别推崇张从正、张景岳、叶天士、王清任等数家，尤赞赏王清任的革新精神，在临证中大量吸取了王氏的活血化瘀思想，成为当代以善用活血化瘀而著称于世的一位著名中医学家。颜老提出"久病必有瘀"、"怪病必有瘀"的新观点和"衡法"新治则，为诊治疑难病证建立了一套理论和治法。他还将气血学说运用到人体生命科学研究中，主持"瘀血与衰老"科研项目，提出瘀血实邪乃人体衰老之主因的新观点。此外，他领衔完成的"颜德馨治疗心脑血管病专家系统"、"颜德馨治疗疑难病的经验总结"、"脑梗灵治疗脑梗死的临床与实验研究"、"衡法新药调节血脂功能的研究"等多项科研成果均获得各级科技进步奖。

颜老一生为中医事业奔走呼吁，倾注心力。曾多次与我等几位联名上书中央领导人，就中医编制、中医教育等列陈己见，得到领导支持。他深感中医药事业后继乏人，为培植中医中药接班人不遗余力，通过带教进修生、博士生、学术继承人，将其学术思想与临证经验传播到全国各省市及港台、国外。1999年又将个人毕生积蓄捐资设立"颜德馨中医药人才奖励基金"，2005年正式成立上海颜德馨中医药基金会。2008年又积极倡导，精心策划，与老友邓铁涛、路志正、张琪、周仲瑛及我等在上海同济大学建立大师传承人才培训班，为培养中医下一代高级人才起到了关键的促进作用。

颜老虽年近九旬，依然精神矍铄，精力充沛，仍然在为中医药事业工作着、思考着，乃吾侪众望所归之魁首也。今中国中医药出版社将出版《颜德馨临床医学丛书》凡八册，囊括颜老一生的学术思想与临床经验，毫无保留，公之于众，其仁心仁术，实令人敬仰！一经梓行，必能嘉惠医林、造福人类。老骥伏枥，志在千里！老而弥坚，仁者必寿！故乐而为之序。

朱良春于南通
2009年10月

颜德馨先生乃当代杏林耆宿，中医巨匠，为余之挚友，经常以研讨岐黄仁术而共勉。颜公祖籍山东，复圣颜回后裔，尊翁颜亦鲁深得孟河学派贺季衡先生之真传，1920 年生于江苏丹阳中医世家，幼承家学，负笈海上，稍长即考入上海中国医学院，深得沪上名医徐小圃、祝味菊等大师青睐，其聪颖善悟，博采众长，学贯中西，奠定了其善诊内外大小方脉的基础，乃至成为海派的领军人物。勤求古训，对《内经》、《难经》、《伤寒杂病论》等经典著作无不深研，博览百家，尤推崇张从正、张景岳、叶天士、王清任等诸家，以善治疑难、急性病而著称医林。古左丘明《左传》有三不朽之事："太上有立德，其次有立功，其次有立言，虽久不废，此之谓不朽。"先生于此可谓德艺双馨，名如其人。

一者，立德。医者，仁术也，必先秉拯厄解民疾苦之心方能悬壶济世。颜公仁和中正，严谨敬业，素以济世救人为己任，从事医、教、研 60 余年，勤奋工作，孜孜不倦，年届九旬，仍亲临第一线，不问名利，视如亲人，不分贵贱，一视同仁，询其致病之由，详审谛视，辨证投剂，沉疴立起，医德高尚，医风正派，为人民防病保健，热情服务，深受广大患者信赖和赞誉。为培养中医药接班人更是呕心沥血，鞠躬尽瘁。登台授业，善诱析疑，奖掖后学，正是"诲人不倦"之样板。多年来带教进修生、博士生、学术继承人，遍及全国各省市及港台和国外，为培养中医药接班人作出了不可磨灭的贡献。

二者，立功。范文正公尝叹"不为良相，即为良医"，斯二者均为济世之举。颜公以中医事业兴亡为己任，倾注全力，奔走呼号。尝谓余曰："中医后继乏人乏术，吾等必竭尽全力，穷毕生所学以培养之。"为此，曾多次联名上书中央，就中医医、教、研等建言献策。1992 年创建上海铁路中医技术中心，经多年精心建设，已成为我国中医药研究基地之一。1999 年又慷慨解囊，捐毕生积蓄，成立"上海颜德馨中医药基金会"，嘉佑后学。近年又不顾年高之躯、颐养天年之乐，在同济大学成立"中医研究所"并担任所长，创建"上海同济大学大师传承班"，为中医培养后学的自主创新、思辨能力、提高疗效等能力，真可谓倾注了大量心血，起到了巨大的推动作用。

三者，立言。在行医生涯六十余年中，于中医内、外、妇、儿、肿瘤等科，精益求精，勇于开拓，不断总结经验，勤于著书立说。20世纪60年代以来，即从事"衡法"治则的研究，于"瘀血"一证更是独辟蹊径，创"久病怪病必有瘀"，"久病怪病必从瘀论治"之观点和"衡法"新治则。据疑难病多见病程缠绵、病因复杂、症状怪异的特点，认为无论内伤或外感，凡病之久者，必结而成瘀，这一法则在20世纪80年代主持的"瘀血与衰老"科研项目，获国家中医药管理局科技进步二等奖。根据《内经》"人之所有者，血与气耳"和"气为百病之长，血为百病之胎"的理论，将气血学说运用到人体生命科学研究，主张调其血气，令其和平，以达到治愈疾病的目的。重视"脾统四脏，以滋化源"，处处顾护脾阳胃阴，认为"阳气为一身之主"，"有一分阳气，便有一分生机"，临证运用通阳活血法辨治心脑血管病取得了较好疗效。进而完成"颜德馨治疗心脑血管病专家系统"、"衡法新药调节血脂功能的研究"、"脑梗通治疗脑梗死的临床与实验研究"、"颜德馨治疗疑难病的经验总结"等多项科研成果，堪称"继承不泥古，创新不离宗"之典范。著《活血化瘀临床实践》、《气血与长寿》、《中国中医抗衰老秘诀》、《颜德馨医艺荟萃》、《颜德馨诊治疑难病秘笈》、《餐芝轩医集》等，著作等身，尤其注重现代知识，多学科研究，既重理论，更重实践，学用结合，贵在按照中医自身学术发展规律自主创新，是落实实践科学发展观的具体体现。

现中国中医药出版社将出版《颜德馨临床医学丛书》，囊括《颜德馨论衡法》、《颜德馨谈养生抗衰》、《颜德馨急性热病诊治从新》、《颜德馨内科学术经验薪传》、《颜德馨医案医话集》、《颜德馨方药心解》、《颜德馨临证实录》及《颜德馨膏方精华》八种。全集是其毕生学术思想、宝贵临证经验，以及实验研究精髓之总结，内容翔实而全面，必能启迪后学，嘉惠医林，为中医药学之发展作出更大贡献。

路志正于北京

2009年10月

编写说明

急性热病是指以发热为主要表现的急性病,常见于各种传染性和感染性疾病,这些疾病具有起病突然、传变迅速、病情较重等特点,严重危害了人民身体健康。

颜德馨教授为孟河马培之学派传人,先太师贺季衡以善治温热病而著称于世,先严颜亦鲁在临证实践中积累了丰富的经验。颜德馨教授秉承先人经验,并有所发挥,用药多有独到之处,收效显著。特别是在 2003 年抗击"SARS"的战役中,他担任华东地区防治"非典"的首席科学家、上海市中医防治专家组顾问和上海市中医治疗指导组组长,在第一线指挥上海、广东、香港战斗,并着手组建中医防治急性热病应急网络,对急性热病防治开展了深入和系统的研究。

本书立足于发扬,着眼于实用,整理了颜老关于急性热病防治的学术思想、辨证要领和思路、诊疗特色、治法方药心得,以及防治急性热病经验方的现代临床、实验室及药理研究和开发,并附有颜亦鲁治疗温病的验案,为充分发挥中医药在防治急性传染性热病中的作用提供宝贵经验。

《颜德馨急性热病诊治从新》编委会
2009 年 10 月

目　录

第五章　颜德馨经验方的临床与实验研究

附　颜亦鲁治疗温病经验

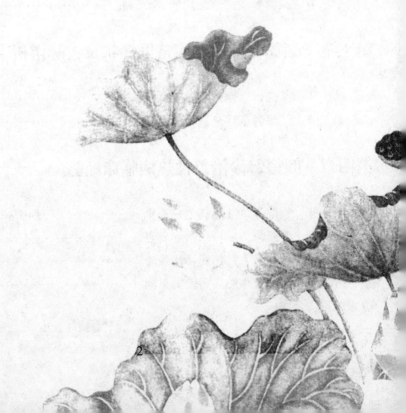

第一章　绪论

急性热病，归属于"伤寒"、"温病"范畴，是由六淫之邪侵犯人体，导致卫气营血及三焦所属脏腑功能失调及实质性损害。临床表现以发热为主症的一类外感热病，包括西医学的伤寒、乙脑、流感、肝炎、鼠疫、结核、痢疾、艾滋病、SARS、禽流感等急性传染性感染性疾病。由于这些疾病起病突然、传播迅速、病情较重，严重危害了人民身体健康。中医对急性热病的诊治有着悠久的历史，历代医家为我们留下宝贵的财富。

热病学说的萌芽阶段要追溯到战国至晋唐时期，从这一阶段的医学文献来看，虽无热病的专著问世，但此间尤其在秦汉之际正是中医基础理论和辨证论治体系的奠基时期。这从中医基础理论的奠基之作《黄帝内经》中，我们就可以发现有不少关于热病病因、病机、证治、预防等方面的论述。如《素问·六元正纪大论》中有了"温病乃起"等病名的记载；《素问·生气通天论》"冬伤于寒，春必病温"的论述是热病学中伏邪病因发病学说的最早理论根据；《素问·评热病论》"有病温者，汗出辄复热，而脉躁疾，不为汗衰，狂言不能食"及《灵枢·论疾诊尺》"尺肤热甚，脉盛躁者，病温也，其脉盛而滑者，病且出也"的脉症论述中突出了热病以温热性质显著的特点；《素问·刺法论》"五疫之至，皆相染易，无问大小，病状相似"的论述指出了热病的传染性和流行性；《素问·至真要大论》"热者寒之"、"温者清之"、"燥者润之"等治疗原则，至今对临床有其指导意义。此外，在《黄帝内经》中，还有一些热病预防和饮食宜忌的论述，如《素问·玉版论要》中指出的"病温虚甚死"、《素问·热论》论述的"病热少愈，食肉则复"等。在热病的预防方面，《素问·刺法论》中"正气存内"和"避其毒气"的论述，反映了当时人们的预防思想。但在《内经》中热病仍属于伤寒范畴，在《素问·热论》中"今夫热病者，皆伤寒之类也"，以及稍后问世的另一部中医理论著作《难经·五十八难》中"伤寒有五，有中风、有伤寒、有湿温、有温病、有热病"的论述即是明证。

作为中医临床辨证论治体系奠基之作的《伤寒论》虽以论述伤寒为主，但其"太阳病，发热而渴，不恶寒者，为温病"的论述，说明它对热病的概念有

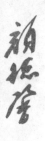

了初步的认识，突出了热病热象偏重的特点。此外，《伤寒论》的六经辨治理论对后世医家创立卫气营血和三焦辨证论治体系启发很大。《伤寒论》中许多治法和方剂，如清热、攻下、养阴等法，白虎汤、承气类方、炙甘草汤、沙参麦门冬汤、黄连阿胶汤等方均已成为治疗热病的基础。

晋唐时期的重要医学文献，对热病的因机脉症作了进一步阐述。晋代王叔和基于《内经》"冬伤于寒，春必病温"的论述，提出"寒毒藏于肌肤"说，从而丰富和发展了《内经》的伏寒化温学说。他还提出了"温疟"、"风温"、"温毒"、"瘟疫"等病名。此外，他的"时行之气"以及葛洪《肘后备急方》中"厉气"、隋代巢元方《诸病源候论》中"乖戾之气"的论述，丰富了热病的病因学说，成为后世吴又可"戾气说"的滥觞。在治疗上，此间成书的《肘后备急方》，唐代孙思邈的《千金要方》、《千金翼方》，王焘的《外台秘要》等著作中收载了大量防治热病的方剂。如黑膏方治疗温毒发斑，太乙流金散熏烧辟温，犀角地黄汤治疗热病蓄血及出血，紫雪治疗热病高热、神昏，黄连解毒汤治疗热毒证等。不过，总的来说，这一时期对热病的认识只是粗浅的、简略的，理论是简朴的、零散的，且热病仍隶属于伤寒范畴。

热病学说的成长阶段是宋、金、元时期。随着社会的变动和发展，人们对热病的认识进一步深入，实践经验进一步丰富，由此带来了治疗上的突破和理论上的新进展。在治疗上，不少医家对当时治疗外感病墨守经方的陈规陋俗进行了改革和发展。如宋代朱肱在《类证活人书》中就主张"桂枝汤自西北二方居人，四时行之，无不应验。江淮间，惟冬及春可行。自春末及夏至以前，桂枝证可加黄芩半两……夏至后有桂枝证，可加知母一两，石膏二两，或加升麻半两。若病人素虚寒者，正用古方，不再加减也"。这种因时、因地、因人制宜，酌加寒凉清热药的主张，对突破"法不离伤寒，方必遵仲景"的框框起了一定的作用。金元时期，学术界出现的百家争鸣的活跃局面，对热病学的发展起了巨大的推动作用。金元四大家之一的刘完素在热性病的治疗上提出"六经传变，由浅至深，皆是热证"、"六气皆从火化"的"火热论"观点；强调热病初期不可纯投辛温，而应以寒凉为主，因此被后世称为"寒凉派"。此外，他还创制了一些表里双解方剂，如双解散、防风通圣散等。这些见解为后世医家建立以寒凉清热药为中心的温病治疗学奠定了基础，是温病学发展史上一个重要的里程碑。朱丹溪"阳常有余，阴常不足"的"滋阴派"观点对后世温病学者倡导"保阴津"的思想有一定启发，其"痰湿化火"的论述，对湿热病的辨证论治也有一定启发作用。而张子和"邪去正安"的"攻邪论"观点以及"以气血流通为贵"、"贵流不贵滞"的思想，对后世不少医家均产生了重要影响。元代医家罗天益还对温热病的论治规律进行了初步的探索，尝试按邪热在上、中、下三焦及"气分"、"血分"不同部位制方用药，对后来温热病辨证论治体系的形成有一定影响。

在理论方面，这一时期也有一些新的进展，宋代郭雍《伤寒补亡论》中"冬不伤寒而春自感风寒温气而病者，亦谓之温"的论述，反映出当时医家对"伏寒化温"学说的扬弃，成为温病"新感说"的开端。而元末医家王安道在其著《医经溯洄集》中更进一步从概念、发病机理和治疗原则上把温病与伤寒区分开来，提出"温病不得混称伤寒"，认为伤寒与温病的发病机理迥异，温病是里热外发，即使有表证也是里热怫郁于表所致，治疗上主张温病"法当清里热为主，解表兼之，亦有里热清而表自解者"。热病学也由此开始脱离伤寒，正如清代医家吴鞠通评说王安道是"始能脱却伤寒，辨证温病"之人。

自宋至元这个阶段，热病学在理论和实践方面，都有了突破性进展，为后来温热病学的成熟奠定了坚实的基础。明清时期则是热病学说发展的成熟阶段。明末动荡的社会环境，造成了瘟疫的肆虐，也造就了一批有作为的温病学家。他们在总结和继承前人的学术思想和临床经验基础上，结合自己的临床实践，著书立说，给热病学说带来了蓬勃发展局面。

明代医家汪石山首先明确提出了"新感温病"的论点，进一步充实发展了温热病发病学说。明末医家吴又可以自己与瘟疫作斗争的亲身经历，编撰了我国医学发展史上第一部温病学专著——《瘟疫论》。书中在温病的病因、发病、治疗等方面有不少创见，对后世产生了深远的影响。首先在病因方面，他提出了杂气致病说，认为瘟疫的病因是一种有别于六淫的特殊致病物质，杂气中的"病气"突破了传统的"六淫"病因学说。在感邪途径上，他指出的"邪从口鼻而入"的观点，也突破了外邪侵袭人体从皮毛而入的传统认识。在治疗学方面，他主张以驱邪为第一要义，创立邪伏募原病机假说，并由此而确立疏利透达募原法则，其所创制的达原饮方为湿热秽浊之疫的治疗开了一大法门。

清初喻昌所倡导的瘟疫防治法，即"本病前预饮芳香正气药，则邪不入，此为上也。邪既入，急以逐秽为第一要义。上焦如雾，升而逐之，兼以解毒；中焦如沤，疏而逐之，兼以解毒；下焦如渎，决而逐之，兼以解毒"则肇始了芳香化浊法，给吴氏创立三焦辨证以很大的启发。他对秋燥病因病机及证治也有比较系统的论述，进一步充实了热病学。不过，温热病学在理法方药上形成完整体系还是以叶天士、薛生白、吴鞠通、王孟英等确立卫气营血和三焦辨证论治体系为标志。

在当时众多热病学家中，贡献最大的是叶天士，人称"温热大师"。由他口述、其门人整理而成的《温热论》对温病发生发展规律做了简明扼要的阐述，并创立了以卫气营血为主的病机理论和辨证论治体系。他丰富和发展了具备热病特征的诊断方法，如辨舌验齿、辨斑疹白㾮等，使之成为温病学理论的奠基之作。此外，由其弟子编辑而成的《临证指南医案》，以及后人由其手订的《幼科要略》中整理的《三时伏气外感篇》，更为温病论治提供了法度，为后世医家所推崇。同期，薛生白著《湿热病篇》，对湿热病的病因病机证治作了较全面而系统的论述，进一步充实了温病学内容。此后，吴鞠通在总结整理叶天士学术思想和经验的基础上，结合自己的临床体会编撰成《温病条辨》，这是一本以三焦为病机的辨证纲领并系统论述四时温病的专著，标志着三焦辨证论治体系的创立。书中一系列的温病治法和方剂，进一步完善了温病学的辨证论治内容。时至晚清，王孟英对当时流行的温病学著作进行了一次全面整理，将一些主要的温病学名篇参以己见，汇编成《温热经纬》，对温病学的进一步发展起到了不可忽视的作用。值得一提的是，还有一些清代温病学家，直接继承了吴又可的学术思想，并予以充实和完善，较有代表性的有戴天章《广瘟疫论》、杨栗山《伤寒瘟疫条辨》、余霖《疫疹一得》等，都从不同侧面丰富了瘟疫的病因病机及证治。他们和吴又可一起被后世称为瘟疫四大家或瘟疫学派。

综上所述，明清之际温病学的成熟，是以大批温病学家的出现、大量温病专著的问世，以及卫气营血、三焦的病机理论核心和辨证纲领创立为标志的。

千百年来，在中国历史上也遭遇了无数次重大疾病的侵袭，但从未像欧洲那样一次就有几百万、几千万人的死亡，其主要原因是中医药在防治疫病中发挥了重要的作用，积累了丰富的经验。然而当代由于西医西药的广泛应用，使中医在急性热病治疗中的地位逐渐衰弱。2003 年中医在抗击严重急性呼吸综合征（SARS）中取得的胜利，除证明中医药在退热、防止渗出、阻断病情进展、减少激素用量、缩短病程等方面的优势外，还展示了中医并非"慢郎中"的时代形象，说明中医在防治急性热病中具有不可替代的作用，再一次彰显了中医辨证治疗特色。当今世界，中医热病学的发展将呈现出广阔的发展前景，它对人类的贡献会越来越大。

颜德馨教授研究了历代中医治疗热病的有关文献，从《素问·热论》对外感热病的一般传变规律，到《伤寒杂病论》的六经辨证、传变和论治，再到温病学说、瘟疫学说的卫气营血、三焦辨证论治方法及治疗经验，并结合先父亦鲁公的学术思想与自己多年临床治疗热病经验，在学术思想上融伤寒温病于一炉，在辨证方法上倡导一元论，对新发传染病提出从毒邪论治，发展了中医急性热病理论。

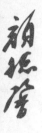

第二章　颜德馨诊治急性热病学术思想与辨证思路

第一节　颜德馨诊治急性热病学术思想

一、倡导一元论辨证

　　倡导一元论辨证既是颜德馨教授诊治内科杂病的学术思想，也是他诊治急性热病的辨证思维方法。一元论的根本特点就是对病情复杂、病因病机隐蔽或相互牵涉的疾病，必须通过四诊八纲辨别，找出其主要决定因素的病因病机和主症进行施治，这是治病求本最具体的体现。"治病必求于本"语出《素问·阴阳应象大论》，指的是治疗疾病必须寻找疾病的本质，并针对其本质进行治疗。人体脏腑经络的功能是通过气血的作用成为有机的整体，任何疾病或局部症状都与这个整体相关，只有正确认识和处理局部与整体的关系，才能抓住主要矛盾。因此，在辨证论治过程中，不能孤立地去观察疾病和局部症状，而应运用一元论的观点去观察和分析局部症状和病因病机，这样才能取得治疗效果。总之，坚持一元论方法是辨证求本的关键。

　　用一元论辨证思维方法研究病因病机是重要内容之一，病因病机为本，症状为标，必伏其所主，而先其所因。颜德馨教授辨治急性热病，基本上先有演绎，再有归纳，其中亘贯着"一元论"思想，认为除六淫、疫毒外，其他如血瘀、食积、痰浊等诸多因素也是引起急性热病的病因。其高热多由外感六淫、疫毒之邪内侵所致；或因体内痰湿、食积、瘀血等病理因素郁结化热，导致脏腑实热内盛或湿热内蕴所致。疼痛则由热伤经络脏腑，气血阻滞所致；或者热邪久炽，伤津耗液，致使经络四肢百骸、孔窍脏腑失于荣养所致。而出血则是由热伤血络，气伤血乱，血热妄行所致。热、痛、出血都能引起气血逆乱，气血逆乱则致厥脱。热、痛、出血、厥脱这四大征象，既相对独立，又相互联系，这在急性热病范畴内尤为突出。

　　明辨患者体质，也是正确辨证论治达到一元论的关键，《内经》中早有"太阴之人"、"少阳之人"的记载，人体的体质差异与急性热病的发病以及病机传变有着密切关系。如阴寒体质者患病多从寒化，易伤阳气；阳热体质患者多从热化，易伤阴津。再如肥人湿胜、瘦人多火、劳心人多郁，在外感热病的治疗过程中，每易兼顾体质因素而配以祛湿、泻火、解郁等治法，从而取得较好疗效。

二、融伤寒温病于一炉

颜德馨教授为孟河马培之学派传人，先太师贺季衡以善治温热病而著称于世。颜老对急性热病的认识，是宗伤寒之六经辨证，但又不拘泥于经方；师温病卫气营血的理论，而又不墨守于四时之温病。他在临床综合运用伤寒六经、温病卫气营血之医理精要，融伤寒温病于一炉，突破伤寒与温病分立的格局。《素问·热论》谓"今夫热病者，皆伤寒之类也"，"人之伤于寒也，则为病热"，提示伤于寒邪可以发热，其他外邪也可引起热病。《素问·至真要大论》又谓"风淫于内，治以辛凉，佐以苦甘"，"阳明之变，治以辛温，佐以苦甘"，提出寒温并用的治疗原则。颜老认为在急性热病的发生发展过程中，并非都由温热之邪所致，寒邪的致病比例也很高，而且在热病的某些阶段也会出现明显的寒证，辨证应用温热药，往往可收立竿见影效果。更重要的是在治疗外感热病中，不可盲目运用寒凉，以免寒因寒用，徒伤阳气，或邪热冰伏，变化丛生，故在临床上博采众方，创立了寒温融合的辨证治疗体系。对急性热病的治疗，主张经方时方合用，遣方用药以轻灵为原则：凡寒伤于太阳，麻、桂合之；太阴少阴合病，麻黄附子细辛汤；寒郁化热在阳明经者，白虎汤、增液汤；邪在卫分，银翘散、桑菊饮；邪在气分，白虎汤、麻杏石甘汤；暑温高热神烦者，竹叶石膏汤、牛黄清心丸以清暑宁神；湿温证发热不解者，采用"渗湿于热下，使湿不与热相搏"的治则，以甘露消毒丹、三仁汤主之；若热重于湿者，苍术白虎汤；湿热下注者，葛根黄芩黄连汤；邪伏募原，寒热往来者，柴葛解肌汤。此外，在实践中还创制了羌英汤、连术颗粒等寒热并用的方剂以治疗急性热病，取得良好疗效。

三、从毒邪论治新发传染病

"毒"作为热病病因的记载最早见于《素问·刺法论》，认为"避其毒气"可令五疫不相染易。金代刘完素在解释阴毒阳毒时，称毒为阳热亢极之证。《金匮要略·百合狐惑阴阳毒病脉证治》曰："毒者，邪气蕴蓄不解之谓也。"颜老认为外感热病中所说的毒邪，主要是指六淫邪气蕴蓄不解，而致邪气亢盛的状态，其中与火、湿之邪关系密切，故而通常谓之热毒之邪、湿毒之邪。毒邪为患，具有发病急、变化速、症情重、易伤脏腑等特点，大致均类似《素问·刺法论》中所述"五疫之至，皆相染易，无问大小，症状相似"。"严重急性呼吸综合征"（SARS）和"人禽流感"是近几年新发的急性传染病，其发病与毒邪有着密切关系。

颜德馨教授认为，"严重急性呼吸综合征"（SARS）的病因为"疫气"，然而其发病过程中常有"夹湿"、"夹热"等。疫毒之邪自口鼻而入，首先犯肺，亦可累及脾胃、肠、心、肾等脏腑。在病变过程中，虚实变化尤为迅速与突出。其基本病因病机可概括为疫毒壅肺、肺气郁闭、湿浊瘀阻、气阴亏虚四个方面。应用毒邪致病论，在辨证论治的基础上，将清热解毒贯穿治疗的始终。

根据"人禽流感"发病原因、发病特点、临床表现，也归属于"瘟疫"范畴。本病多因"非其时而有其气"，感受热毒之邪，复因起居不慎、饮食不洁等，邪从口鼻而入，首先犯肺，肺卫失和而见发热、恶寒、咽痛、头痛、肌肉关节酸痛、咳嗽等症；病由表入里，由卫分转气分，肺热壅盛，宣降失职而见高热、咳嗽、少痰难咯、胸痛、憋气喘促；或邪犯中土，胃失和降，症见恶心、呕吐、腹泻；邪气太甚或正气不足，逆传心包而见神昏、谵妄，甚则内闭外脱而见四末不温、冷汗淋漓。应用中药预防本病的基本原则是益气解毒，宣肺化湿。

第二节　颜德馨诊治急性热病辨证要领

一、六经辨证

六经辨证起源于《内经》，是中医辨证论治的重要内容。《内经》中，热病、疟疾、厥、腰痛等疾病都是通过六经辨证来进行分析。所以，在《内经》中对六经辨证的应用不只限于外感热病。张仲景在《伤寒论》中对外感热病的发生、发展的病理变化进行分析，将其分为太阳、阳明、少阳、太阴、少阴、厥阴六证。每一经证中又分析其兼证、变证等病证的形成与变化，从而划分成许多"汤证"，这样构成一个辨证论治体系。六经病证是六经所属脏腑经络的病理变化反映于临床的各种证候。六经辨证即以六经病证作为辨证论治的纲领，概括脏腑、经络、气血的生理功能和病理变化，用以说明病变部位与性质、正邪的盛衰、病势的趋向，以及六经病之间的传变关系。

六经病证从病变部位上讲，太阳病主表，阳明病主里，少阳病主半表半里，而三阴病统属于里。三阳病证以六腑的病变为基础，三阴病证以五脏的病变为基础，所以说六经病证实际上基本概括了脏腑和十二经脉的病变。但由于六经辨证的重点在于分析外感风寒引起的一系列的病理变化及其传变规律，因而不能等同于内伤杂病的脏腑辨证。从病变的性质与邪正的关系看，三阳病多热，三阴病多寒；三阳病多实，三阴病多虚。可见，六经辨证也寓有八纲辨证的思想。

六经病证是经络脏腑病理变化的反映，而经络脏腑是相互联系的整体，故某一经的病变，很可能影响另一经。所以六经病有相互传变的证候，其传变规律有传经、合病、并病、直中等。

病邪从外侵入，逐渐向里传播，由这一经的证候转变为另一经的证候，称为传经。传经与否，主要取决于受邪的轻重、病体的强弱和治疗是否得当。传经的一般规律有：①循经传：就是按六经次序相传，如太阳→少阳→阳明→太阴→少阴→厥阴。②越经传：不按上述循经次序，而是隔一经或隔两经相传，如太阳病不愈，不传少阳而传阳明或太阴。③表里传：是互为表里的两经相传，如太阳传少阴。

两经病或三经病同时发生的为合病，例如太阳病伤寒证或中风证与阳明病同时出现，为"太阳阳明合病"。凡一经之病，治不彻底，或一经之证未罢，又见他经证候的，称为并病，例如太阳病发汗不彻，因而转属阳明，为太阳阳明并病。凡病邪初起不从阳经传入，而径中阴经，表现出三阴经证候的为直中。尚有里邪出表，由阴转阳的传变方式，为正气渐复，病有向愈的征象。

运用六经辨证，能正确地掌握外感病发展变化的规律，在治疗上具有重要的指导作用。六经病证的治疗原则为三阳病重在祛邪，三阴病重在扶正。

二、卫气营血辨证

卫气营血辨证理论是清代温病学家叶天士所创立的。它渊源于《内经》，发展于宋元医家，由清代医家叶天士总结历代关于卫气营血的论述，在六经辨证的基础上加以分析、补充、综合和发挥，形成了一套有关温热病发生发展及其变化的辨证论治理论。它代表温热邪气侵犯人体所引起的疾病浅深轻重不同的四个阶段，其相应临床表现可概括为卫分证、气分证、营分证、血分证四类证候。卫气营血辨证的理论主要记载于《温热论》。叶天士在书中说"肺主气属卫，心主血属营"；"卫之后方言气，营之后方言血"。卫气营血是温热病病变过程中互有联系，但又有区别的四个阶段，每个阶段均有代表性的主要证候，显示其与脏腑功能变化的关系。温热病邪一旦入侵人体，一是防御功能被激发，出现一系列抗邪反应；二是温邪导致卫气营血功能失调及实质损害。一般而言，卫、气分的病机变化以功能失调为主，营、血分的病变以实质损害为主。

1. 卫分证

卫分证常见于外感热病的初期，是温热病邪侵犯肺与皮毛，引起卫外功能失

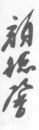

调的一种证候类型。因肺能敷布卫气而达于周身体表，外与皮毛相合，主一身之表，且肺位最高，与口鼻相通，因而卫分证候属表，病位浅。临床表现为发热，微恶风寒，或伴有头痛，身疼，咽干，咳嗽，苔白，脉浮等。依据感邪性质不同，或病人体质差异，卫分证又有多种证型。

（1）风热犯卫：症见发热，恶寒，头痛，微汗或无汗，咳嗽，咽红或痛，鼻塞流浊涕，口微渴，舌边尖红，苔薄白或微黄，脉浮数。风为阳邪，其性开泄，风邪袭于表，卫气与之相争则发热，卫阳被邪所遏，肌肤失却温养则恶寒。因系温热病邪为患，故发热重而恶寒轻。卫气郁阻，皮毛开合失常，则无汗或少汗。头为诸阳之会，风夹阳热之邪上扰清空则头痛，阳热上犯则咽痛。卫气郁阻，肺气不宣则咳嗽。温为阳邪，易伤津液，故病初即口渴，一般多渴饮不甚。邪在表且性偏热，故脉象浮数。舌边尖红，苔薄白为卫分表热之证。

（2）暑湿犯卫：症见发热，恶寒，无汗，头痛，身重，胃脘痞满，心烦，口渴，舌红，苔白腻，脉濡数。暑热之邪袭表，与卫气相争则发热。卫阳被遏，肌表闭塞，玄府不开，故恶寒无汗。暑邪上犯清空则头痛。暑湿郁阻胸阳，故胸闷心烦、舌苔薄腻、脉象浮滑数。暑热之邪，在卫时间不长，易于化热入里而见变证。

（3）湿热犯卫：症见恶寒，身热不扬或午后热势加剧，头重如裹，肢体困重，胸脘痞闷，口黏不渴，舌苔白腻，脉濡数。湿热郁于肌表，与卫阳抗争则发热。湿为阴，故初起多恶寒。由于湿邪遏伏卫阳，常为热象不显；随后湿郁化热，故热象显。湿蒙清阳，故见头胀。湿性重浊，郁于肌表，经脉不通，故见身重、肌肉关节酸痛。湿渐化热，热蕴湿蒸则汗出。湿遏气机，津液不能上承，故胸闷、口渴不欲饮。湿邪盛，故舌苔白腻、脉象濡缓。

（4）燥热犯卫：症见发热，微恶风寒，少汗，伴有皮肤及口鼻干燥，咽喉干疼，干咳少痰，舌红欠润，苔薄白而干，脉浮数。燥热在卫，卫表开合失常，卫气郁闭，故见发热、微恶寒、少汗。燥热之邪上冲则头痛，犯肺则咽痒干痛。燥热伤津，肺津亏而肺气失宣，则见口唇鼻燥，甚则胸痛、气急。燥热伤络则咯血，津伤则便干、尿少。

2. 气分证

气分证是温热病邪由表入里，阳热亢盛的里热证候。多由卫分证转化而来，病位较深。其基本特征为：身体壮热，不恶寒，反恶热，汗出而热不解，舌红，苔黄，脉数。气分证的形成：一是由卫分证候不解，进一步发展所致；二是在发病初起即见气分证，往往是由于卫分证的表现非常隐伏所致。气分病变涉及脏腑较多，证候类型亦较复杂。

（1）邪热壅肺：症见汗出口渴，咳喘，胸痛，咯吐黄稠痰。因邪热炽盛，灼伤阴津，故口渴。热壅肺经，肺气上逆，故咳嗽、气喘。热伤肺络，则胸痛。邪热炼液成痰，痰热内壅而见咯痰黄稠。

（2）热扰胸膈：症见心烦懊恼，坐卧不安。邪热蕴于胸膈所致。

（3）热盛阳明：症见汗出，喘急，烦闷，渴甚，舌苔黄燥。由于邪热入于阳明，邪盛正旺，邪正相争，故热势增高。热迫液泄，津液大伤，故见汗多、渴喜冷饮。

（4）肠腑燥实：亦称阳明腑实或热结胃肠。症见高热，午后尤甚，腹满疼痛拒按，大便秘结；甚则烦躁，神昏谵语，苔黄厚，或焦燥起刺，脉沉实有力。由于邪热结于肠道，腑气不通与燥屎相结，阻滞气机，故傍晚发热、腹部胀满硬痛。实热积聚，内扰心神，故见烦躁、神昏谵语。因热结肠腑，故见舌苔黄厚干燥或焦燥起刺、脉象沉实有力。

3. 营分证

营分证为温热病邪内陷营阴的深重阶段，病位多在心与心包络。以营阴受损，心神被扰为特点。营分证的形成可由病邪从卫分直接陷入，或由气分进一步发展而成，亦可在发病之初即见营分症状。由于病变进展深浅不一，营分证又可分为初入营分、营热炽盛、气营两燔等证。

（1）初入营分：由于营热初起，故营阴尚未大伤。症见身热夜甚，心烦躁扰，夜寐不安，舌绛少苔，或苔黄腻，脉数。邪热由卫分或气分传入营分，热势尚盛，则身热夜甚。营气通于心，营分初热，邪热内扰，心神不安，故心烦躁扰、夜寐不安。舌绛为入营之象，苔少多属风热之邪陷入，苔黄腻多为湿热之邪陷入，脉数为热盛之证。

（2）营热炽盛：营热炽盛反映了邪热已入营分，热势炽盛。它可以外转气分，也可以内陷血分。症见身热夜甚，肌肤灼热，心烦躁扰；甚则神昏谵语，口干不甚渴饮，斑疹隐隐，舌红绛，脉细数。由于邪热内伤营阴，阴液被劫，则身体发热，口干但不甚渴饮。营热内扰心神，故心烦躁扰，甚则神昏谵语。邪热窜犯血络，则见斑疹隐隐。舌红绛为营热已盛，脉细数为营热伤阴。

（3）气营两燔：指气分热势壮盛，又见营热内炽的证候。它的形成可以由邪热自气分传入营分，气分热盛与营热内炽同时出现，或者邪热直入而同时有气分和营分热炽的表现。它反映了外感热病过程中邪正斗争至极，津液亏损。症见高热，口渴引饮，心烦躁扰，夜寐不安，斑疹外发，小溲短赤，舌红绛，苔光或

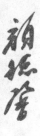

见黄腻，脉弦细数或细滑数。由于气分和营分热炽故见高热。津液损伤严重则口渴引饮，小溲短赤。营热盛而营阴伤，心神被扰，故心烦躁扰、夜寐不安。邪热窜犯血络而斑疹外发，舌红绛、苔光为阴伤之象。苔黄腻为气分邪热所致，脉弦细数或细滑为营热伤阴之象。

4. 血分证

血分证为邪热深入血分而引起耗血动血的证候，是卫气营血病变的最后阶段，也是温热病发展演变过程中最为深重的阶段。累及脏腑以心、肝、肾为主。其临床特点是身热，躁扰不安，或神昏谵狂，吐血，衄血，便血，尿血，斑疹密布，舌质深绛，脉细数。

若见肌肤灼热，斑疹显露，吐血，便血，尿血，心烦不寐；甚则神昏，发狂，舌质深绛或紫绛，脉象细数或虚数；进一步发展可出现四肢厥冷，神志不清，发狂等为血热妄行，损伤血络，或扰乱心神之象。

若见高热神昏，四肢抽搐，颈项强直，甚则角弓反张，两目上视，牙关紧闭，舌红绛，脉弦数，为热盛引动肝风之象。

若见壮热，烦渴喜饮，神昏狂乱，斑疹紫黑，吐血，舌质深绛，脉象弦数或细数，为气血两燔之象。

若见持续低热，暮热早凉，盗汗，心烦失眠，口干咽燥而饮水不多，手足心热及颧红，舌红少津，脉细数，为邪热久留血分，灼伤肝肾之阴所致。

若见手足蠕动，或微有抽搐，时有惊惕；伴有低热，消瘦，面色浮红，精神萎顿，舌干红少津，脉虚数等为虚风内动之象。

三、三焦辨证

三焦辨证也是外感热病中的一个重要内容。自清代医家吴鞠通的《温病条辨》以上、中、下三焦论述温病的证治以来，三焦辨证就已成为温病辨证的方法之一。这是依据《内经》关于三焦所属部位的概念、刘河间治疗温病界划三焦，以及罗天益用药分上焦热、中焦热、下焦热的论述，并在《伤寒论》及叶天士卫气营血辨证的基础上，结合温病传变规律的特点总结出来的。它着重阐述了三焦所属脏腑在温病过程中的病理变化、证候特点及其传变规律。三焦辨证反映温病过程中邪正斗争的形势，归纳不同证候，确定病变范围和性质，从而对外感热病的辨证又有所补充和发展。

三焦辨证既阐述上、中、下三焦所属脏腑病理变化及其证候，同时也说明了温病初、中、末三个不同的阶段。三焦辨证认为：温病一般始于上焦手太阴肺，为温病的初期；然后传入中焦脾胃，为温病的极期；最后终于下焦肝肾，为温病的末期。由于温病有风温、春温、暑温、湿温、秋燥、伏暑、瘟疫等不同种类，故尔它们的发病和传变规律不尽相同，如暑温初起即可表现为中焦病证。此外，三焦病证亦可以相互兼见，如湿温初起多见上、中二焦同时发病。

在三焦辨证中，邪在上焦主要表现为手太阴肺经和手厥阴心包经的病变；邪在中焦则表现为脾胃功能障碍的证候；邪入下焦，主要反映足厥阴肝经和足少阴肾经的病变。上、中二焦病变，多属实证。下焦病变，多为虚证。

1. 上焦病证

主要表现为温邪上犯肺经和逆传心包的临床表现。由于肺与皮毛相合，温邪袭肺，外则卫气郁阻，内则肺气不宣。临床表现为发热，恶寒，无汗或少汗，口微渴，咳嗽，脉浮数，苔薄白，舌边尖红等症状。

若风热之邪侵袭肌表，影响肺卫功能。症见发热，微恶风寒，头痛咳嗽，口微渴，舌苔薄白，脉浮数。

若热邪壅滞于内，则肺气闭郁。症见发热汗出，咳嗽气喘，口渴，苔黄脉数。

若温热痰浊内陷心包，蒙闭心窍，扰乱心神。症见发热，神昏谵语，舌謇肢厥，舌质红绛，苔黄或黄腻，脉滑而数。

2. 中焦病证

若胃经火热弥漫充斥，耗气灼津。症见壮热不恶寒，反恶热，面赤气粗，汗出口渴，舌苔黄燥，脉象洪大。

若火热邪气与肠道积滞相互搏结，以致肠道腑气不通。症见发热，日晡尤甚，甚则神昏谵妄，腹胀便秘，小便短赤，苔黄黑焦燥，脉沉而有力。

若湿热之邪侵袭，气机郁阻，脾胃功能障碍。症见身热不扬，不为汗解，缠绵难愈，胸闷脘痞，呕恶欲吐，身重肢倦，苔腻脉濡。

3. 下焦病证

若温病后期，热邪久留，耗损肾阴。症见发热，夜热早凉，或午后热甚，颧红，口干咽燥，精神倦怠，手足心热甚于手足背，舌质光红，舌体瘦小，脉沉细数。

若温病后期，阴血大伤，水不涵木，虚风内动。症见手足蠕动或抽动，神情倦怠，心悸，舌红绛枯痿，或见舌体瘦小颤动，脉沉细弱。

此外，温病其他许多证候亦都可以纳入三焦病证的范围之内，如温热犯

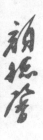

卫证、燥热犯卫证、痰热壅肺证、燥热伤肺证、热郁胸膈证等等，均属于上焦病范畴。热郁胆经证、暑伤气津证等属于中焦病之列。气热动风证、营热动风证、热入营分证、血热动血证、血热动风证等属于下焦病的范畴。

第三节　颜德馨诊治急性热病辨证思路

一、辨证辨病相结合

颜德馨教授认为急性热病的辨证方法，应辨证与辨病相结合。要遵循中医理论并结合现代科学方法，对中医急性热病的病因病机进行系统观察。从辨证入手，是开展中医急性热病临床研究的先决条件，而辨病可以对中医学说进行论证，提供具有说服力的根据。辨证与辨病相结合是对中医学术的补充、完善和发展，目的是提升和发展中医辨证，建立一套病因、病机、病位、病性四位一体的辨证思路。颜老通过多年临床实践和研究，提出了"证－理－效三要素"观点。抓住证，通过对证的客观指标的宏观和微观辨证，以中医理论为基点，进行临床验证和实验室研究，再反过来把证的病理生理学基础和临床表现的特点用新的理论阐明出来，如在急性热病中最常应用清热解毒、通腑攻下、活血化瘀、益气养阴等治则的疗效机理，主要在于增强机体的非特异性抗感染能力和机体对感染的反应性调整应激能力。通过这两大功能的论证，对因文献中缺乏记载的菌群失调、二重感染、抗生素耐药性等诸多问题，也就迎刃而解了。因此，颜老在急性热病临床工作中较多地采用辨证与辨病相结合的方法，对整个病情有了更全面的了解，把现代医学侧重病因和病理形态的诊断与中医侧重全身病理生理的疾病反应状态的诊断结合起来，它既体现了中医辨证论治的精神，也摸索出一些对证型有参考意义的客观指标，丰富了诊断的深度和广度。

二、探发热病机——郁、结、蕴、伤

现代医学将发热分为感染性和非感染性两大类。感染性发热见于各种传染性疾病和感染性疾病，非感染性发热见于血液病、变态反应性疾病、恶性肿瘤、结缔组织病、物理性及化学性损害、神经源性以及其他疾病。中医则从病机出发，以邪正相争的态势将发热分为郁热、结热、蕴热、伤阴致热或气阴两伤发热。一般来说，发热是机体对热邪的一种全身性反应，初、中期正邪剧争，阳热亢盛。若有寒湿外束，或有瘀、痰、食内滞，热必郁而不发，继则留结为患。及于末期，邪热久羁，阴虚而阳热仍炽，常呈虚实夹杂之候；其热蕴伏，邪无正气推

送，或热久耗气伤津，劫精涸液，转为虚家发热。随着不同的病理机转，发热表现亦不尽相同，必须结合全身症状表现以正确鉴别各种发热性质。

1. 郁热类

表现为壮热，多见于肺卫之邪顺传阳明的阶段，或有外邪阻滞羁绊，郁而发热。此时患者多恶寒罢，发热转甚，灼灼炙手，蒸蒸汗出，是表邪入里达于气分的标志。其时由于里热蒸迫，同时伴有汗多烦渴等症。

2. 结热类

表现为日晡潮热，为热结阳明腑实的热象表现。日晡为阳明经气值旺之时，正邪相争益甚，患者午前开始发热至日晡热象明显上升，伴有大便秘结、腹满硬痛等症。

3. 蕴热类

表现为身热不扬，即发热时有起伏，多为湿中蕴热。热为湿遏，见于湿温病湿热蕴阻气分阶段，伴有胸中窒闷、泛恶、神呆、面垢等象。

4. 阴伤发热类

表现为身热夜甚，即入暮以后，热势上升，多为邪热入于营分之征。营血属阴，邪热消烁营阴，其发故在阴盛之际，发则身热如炽。因营阴不足，固当无汗，舌质绛红，脉细数。若有汗，当察看颈部有否红疹透露，有则是为邪气已显外泄之机，倘无汗则邪热必深入血分。

5. 气津伤发热类

表现为身热肢厥，热伏于血分，阳气不能通达四末，邪热郁伏愈深，肢厥愈甚，所以有"热深厥亦深，热微厥亦微"之说。常继发于阳明热盛、阳明热结、热闭心包之后，其时多伴有胸腹灼热、烦躁不已、脉数、苔焦黄或灰黑干燥。

颜老认为，发热按中医病机分类，确实有其优越性。检测体温的高低，只能探明发热的轻重程度，不能代表邪热的轻重程度；免疫机能及白细胞的化验，只能说明机体反应性的状态，作为正气抗邪能力的佐证，不能取代邪正相争态势的总体判断；病原学的检测有助于中医对因治疗药物选用时参考，不能替代中医外感六淫病因辨证。中医对发热独到的病机分类，来源于独特的理论体系，中医急症发热的辨证论治必须保持中医特色，同时吸取和利用现代检测手段，"为我所用"，而不是异化。

三、明病位，知传变

由于急性热病具有发病急骤、变化多端的特点，必须采用简便有效的辨证方法，并投以精当之方药。颜德馨教授对外感热病的传变规律的认识基本是融合了叶天士卫气营血辨证、张仲景六经辨证及吴鞠通的三焦辨证思想。颜老认为六经、卫气营血、三焦辨证都是中医对外感热病的病位辨证纲领。六经、卫气营血辨证，是从表里的不同层次，横向辨别病位所在；而三焦辨证则是从上向下的不同断面，判定病位所在。三者的理论虽有差异，但结合运用，能从纵横交错的不同角度精确快捷地探求病位。颜老认为，外感热病在三阳证阶段，即在卫、气分，大体上均属正气足以抗邪之期；三阴证阶段多属营、血分，大致为正虚邪实或正虚邪损之时，温病三焦及卫气营血辨证较详于六经辨证。总之，必须根据邪正相争态势而拟定治法，投以精当之方药，才能达到祛邪安正之目的。病位辨证是中医诊治外感热病临床辨证的关键，是判定病势发展、转归的依据，是决定外感热病治疗法则和治疗禁忌的基础，是扶正祛邪以阻断病势发展的前提，是提高临床疗效的保证。病位辨证重点是六经辨证、卫气营血辨证、三焦辨证，因为它们是更适合外感热病的辨证方法。

从众多的病例观察中发现，外感热病大多具有卫气营血的证候特点，按此辨证，专用中药治疗，多能收到满意效果。它不仅适用于传染病的辨证，而且适用于内科的非传染性的感染性疾病的辨证。一般情况下外感热病是沿卫分证→气分证→营分证→血分证的规律逐步由表入里、由浅入深地依次传变。如果由血分证、营分证而转为气分证、卫分证则意味着病情由重转轻。颜老指出，邪之属性与邪正进退有密切关系。六淫之邪中，寒邪凛冽，易于激起正气抵抗；风邪疏利，起病传变迅速；湿邪黏腻，每多缠绵难解；暑邪温散，多伤气损津；燥邪为次寒，每多夹湿夹寒为病。同时，因受病人体质的差异、感邪轻重不等，以及治疗、护理失当等因素的影响，病情变化复杂多样，并非完全依某一种模式传变。如：由于卫分证未罢而气分证又起，可见卫气同病；由于卫分证未罢而营分证已起，又可见卫营同病；气分证与营分证同时出现者，是为气营两燔；气分证与血分证同时并见者，是为气血两燔。也有病之初即为里证的"伏气温病"，或有病情变化迅速的"逆传"或"内陷"危证。

四、重视截断扭转，先安未受邪之地

"截断疗法"是现代不少医家提出并关注的治法。截断疗法包括截断和扭转两个方面："截断"是指采取果断措施，使用特效方药，以迅速祛除病邪或拦截病邪深入，杜绝疾病的自然发展和迁延；"扭转"是指扭转病势，使之向好的方向发展。其一方面可以控制病邪蔓延深入，另一方面又可避免正气过度损耗，可快速控制病情，阻止疾病的发展。此法充分体现了中医"治未病"、"先安未受

邪之地"的治病思想，以截断其病邪传变途径。颜德馨教授亦认为，急性热病若出现发热，则传变迅速，易使病情加重。即所谓"毒不除，热不去，必生变，入于里则热灼营阴"，所以在急性热病投以大剂量清热解毒之品是截断与扭转疾病传变的重要手段。颜老强调治疗急性热病，宜早用清热解毒之品，清热解毒之品用量宜大，这样才能截断病邪。正如陆九芝所说"惟有苦寒足以祛病"、"里热一清，表气自透"。颜老根据多年临床经验指出"热邪为患，易耗伤阴液，及早用清热解毒之品，可祛热存阴，并无化燥伤阴之弊，尚有坚阴之功"。现代研究表明，清热解毒药具有抗菌、抗感染、抗内毒素、提高机体免疫力的作用。还可通过抑制炎症而提高毛细血管通透性及渗出，增强肾上腺皮质激素的释放等途径而起到抗炎、解热的作用。

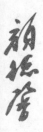
第三章　颜德馨急性热病常见症状及舌脉辨析

急性热病是指一些发病迅速，症状多变，并以发热为主症的疾病。其发病过程中会出现众多的兼有症状，舌与脉象也会随症情的变化而变化。颜德馨教授运用中医理论来辨析这些症状和舌脉，以此判断病变性质和病变部位，从而作出反映疾病本质的诊断，达到治病求本的目的。

第一节　颜德馨急性热病常见症状辨析

一、发热

发热是外感热病的主要症状，因而对发热的辨析尤为重要。发热的原因主要是外邪侵犯人体后，正气奋起抗邪，导致阳热亢盛，所以发热是外感热病初期邪正相争的一种全身反应。外感热病后期，除余邪未尽而引起发热外，亦可因阴液大伤，体内阴阳平衡失调而致虚热内生；甚则可见阴阳离决，阳气外浮而发热者。在外感热病中，不同阶段的发热各有不同：病之初期，多为表热证，每伴恶寒；病之中期，多为里热实证，不恶寒而恶热；病之后期，多为虚热证。

1. 壮热

多见于肺卫之邪顺传阳明的阶段，或由外邪阻滞所致。此时患者多恶寒罢，发热转甚，灼灼炙手，蒸蒸汗出，是表邪入里达于气分的标志。若身灼热，发热入暮尤甚，口干不多饮，心烦不寐或神昏谵语，肌肤有斑疹，或有出血，舌红绛苔少，脉细数等为邪热深入营血之证。

2. 日晡潮热

发热此起彼伏，如同潮汐，一般下午 3～5 时发热尤甚；伴有大便秘结，腹满硬痛，或热结旁流，舌苔焦黄，脉沉实者，为热结阳明腑实表现。日晡为阳明经气值旺之时，正邪相争益甚，患者午前开始发热至日晡热象明显上升。

3. 身热不扬

发热时有起伏，为湿中蕴热，热为湿遏，多见于湿温病湿热蕴阻气分阶段。

临床还伴有胸中窒闷、泛恶、神呆、面垢等症状。

4. 身热夜甚

入暮以后，热势上升，为邪热及于营分之证。营血属阴，邪热消烁阴液，其发故在阴盛之际，发则身热如炽。因营阴不足，故当无汗，舌质绛红，脉细数。若有汗，且颈部有红疹透露，则为邪气已显外泄之机；倘若无红疹则邪气必深入血分。

5. 身热肢厥

热伏于血分，阳气不能通达四末，邪热郁伏愈深则肢厥愈甚，所以有"热深厥亦深，热微厥亦微"之说。常继发于阳明热盛、阳明热结、郁闭心包之后。其时多伴有胸腹灼热，烦躁不已，脉数，苔焦黄或灰黑干燥。

二、汗

汗液为水谷精微化生，是阳气蒸化津液从玄府出于体表而成，有调和营卫、滋润皮肤的作用。了解汗的特点就可知身体出了哪方面的问题。正常人在天气温暖时阳气疏泄，气血趋向体表，故常有汗出，而当天气寒冷时阳气内藏，气血趋于里，故少汗或者无汗。而在外感热病中，由于外邪的入侵，导致腠理开合失司，造成当汗出而无汗，或者汗出过多，甚至导致气津外脱，所以汗出异常与腠理的开闭状态、体内津液是否充盈、正气的存亡等有密切的关系。

1. 无汗

全身无汗，并见恶寒发热、头痛身痛、鼻塞流清涕、苔薄白、脉浮紧者，为风寒在表的表寒证；并见发热恶寒、头身疼痛、口渴咽痛、小便黄赤、苔薄白欠润、脉浮数者，为风热犯于肺卫而邪郁肌表，闭塞腠理之表热证；并见烦躁灼热、舌绛、脉细数者，为邪热入营分而营阴耗伤，无作汗之源营热证；并见头胀困重、肢体沉重、骨节烦痛、恶寒发热、苔白腻、脉浮紧或濡者，为湿邪困于肌表之表湿证。

2. 自汗

白天汗出较多，活动后更重，能浸透衣物，终日汗出不断，多伴有疲倦乏力、少气懒言、怕冷易感冒等症，多为气虚卫阳不固所致。其中有汗出恶风，发热恶寒，周身酸楚，苔薄白，脉浮缓者，为营卫不和之表虚证；有汗出量少，恶风畏寒，肢体重着，小便短少，苔薄微腻，脉濡者，为风湿伤表证；有发热汗出热减，继而复热，胸脘痞闷，苔腻，脉濡数者，为湿热相蒸证。

3. 盗汗

入睡后即汗出，醒后则汗止，常伴五心烦热（手足心）、失眠颧红、口干咽燥，多由阴虚所致。

4. 绝汗

指病情危重或垂死之际出现大汗不止，大汗如油如珠，属急危重证。

5. 战汗

先见全身战栗，继而汗出，多见于急性热病过程中。战汗是邪正相争病变发展的转折点，汗出热退、脉静身凉为顺证，反之则病重。

6. 黄汗

汗出发黄，染衣黄色，多由湿热熏蒸所致。

三、口渴

口渴为阳明之热，不渴为太阴之寒。口渴与否可直接反映出气分热的有无。对外感热病中口渴的辨析应注意口渴的程度、口渴是否欲饮水、喜饮热水还是冷水等方面。口渴喜冷饮为胃热伤津之证；口渴喜热饮，为胃中虚冷之象；口干口渴不欲饮，为湿热内蕴于胃，津液无以上承之证。

问口渴主要了解饮多饮少，喜热喜冷，口渴程度等情况。口渴喜冷饮属热证；口渴多饮，饮后复渴，甚者饮一溲一，属下消证；口渴欲漱不欲咽，为瘀血阻滞；口渴不欲饮或不多饮，可见湿热；口渴喜热饮多属虚寒；口渴欲饮，水入即吐，多为水湿痰浊停于中焦。《景岳全书》："渴与不渴，可以察里证之寒热，而虚实之辨亦从以见。"口渴的类型主要有以下几种：

1. 口渴欲饮

一般饮水较多，并见壮热汗出、面目红赤、便秘、小便黄赤、苔黄燥舌红、脉数等症状，为气分里热壮盛，津液耗伤所致。饮水较少，如见于病之初起，并有发热恶寒、咽红疼痛、苔薄白欠润、脉浮数等症状，为风热或燥热之邪犯于肺卫而致津液受伤；如见于病之后期，并有低热、心烦不寐、咽喉干燥、或干咳少痰、苔少舌红、脉细数等症状，多为阴虚所致。

2. 口渴不欲饮

有口渴感，但不一定有饮水的要求。其中见于湿温初起，并伴有身热不扬、胸脘痞满、舌苔白腻、脉濡缓等症状，为湿邪困中，津不上布所致；如兼见胸脘痞满、心下满或心下悸动、小便不利、苔滑或腻、脉弦或滑、或饮后不适、或水入即吐者，为有水饮痰湿之邪内阻，津不上承所致；如兼见身热夜甚、心烦或谵语、或斑疹隐隐、舌红绛、脉细数者，为热入营分，蒸腾营阴上升，故营阴虽伤而渴不多饮；如口渴漱水不欲咽，兼见胸胁或少腹硬满疼痛、舌质紫暗或有瘀斑者，为瘀热相搏。

3. 口苦而渴

口苦而渴多为气分郁热在里的表现，可伴见身热、心烦、小便黄赤、舌红苔黄等症状。如兼见寒热往来、胸胁苦满、心烦喜呕、苔黄脉弦者，为邪在少阳，枢机不利所致；如兼有脘痞呕恶、苔黄腻脉弦者，为邪郁少阳而兼痰热内阻所致。

四、头痛

1. 辨头痛部位及性质

对外感热病过程中头痛的辨析应重点注意疼痛的部位和性质。

（1）辨头痛的所属部位：头为诸阳之会，手、足三阳经均循头面，厥阴经亦上会于巅顶，由于脏腑经络受邪之不同，头痛的部位亦异。太阳头痛，多在头后部，下连于项；阳明头痛，多在前额及眉棱等处；少阳头痛，多在头之两侧，并连及耳部；厥阴头痛，则在巅顶部位，或连于目系。

（2）辨头痛的性质：外感头痛多有触冒风、寒、湿、热之邪的病史，急性起病，病势较剧，多表现掣痛、跳痛、灼痛、胀痛、窜痛、重痛。外感头痛为实证，痛无休止，常伴有发热、恶寒、恶风、汗出、口渴、呕吐，甚至可有抽风、痉厥之证。

2. 辨头痛类型

（1）头痛有定处：外邪侵袭不同经络，疼痛的部位就有所不同。如邪犯太阳经，多见头顶痛、腰痛；邪犯阳明经，多见目痛、眉棱骨痛、鼻干；邪犯少阳经，多见头部两侧疼痛、耳痛、胁痛、耳聋、口苦、呕吐等。

（2）头痛沉重：指头胀痛而有沉重如裹之感。如并见胸脘胀闷、肢体沉重、身热不扬、苔白腻、脉濡缓者，为风湿之邪外侵，或湿温、湿热病邪阻遏卫气。

（3）头痛如裂：指头痛剧烈，如刀劈一般，并见发热、口渴、烦躁，甚至昏狂、痉厥者，为毒火内炽，循经上攻；如并见呕吐剧烈、高热痉厥者，为肝热炽盛，肝风上逆。

（4）头痛紧束：如并见恶寒重、发热轻、头痛连及项背、骨节酸痛、口不渴、苔薄白、脉浮紧者，为风寒袭表所致。

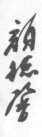

（5）头痛而胀：如并见发热重、恶寒轻、目赤、咽喉肿痛、口渴、苔薄白欠润、舌边尖红、脉浮数者，为风热病邪外侵肺卫所致；如并见发热、目赤多眵、耳鸣咽痛、苔薄黄而干、脉数者，为风热或燥热之邪上犯清窍所致。

五、呕吐

对外感热病中出现的呕吐，应辨虚实、呕吐物的性质、判断是否应止呕及是否用下法的不同。

1. 辨虚实

《景岳全书·呕吐》曾谓："呕吐一症，最当详辨虚实。实者有邪，去其邪则愈；虚者无邪，则全由胃气之虚也。所谓实者，或暴伤寒凉，或暴伤饮食，或因胃火上冲，或因肝气内逆，或以痰饮水气聚于胸中，或以表邪传里，聚于少阳、阳明之间，皆有呕症，此皆呕之实邪也。所谓虚者，或其本无内伤，又无外感，而常为呕吐者，此即无邪，必胃虚也。或遇微寒，或遇微劳，或遇饮食少有不调，或肝气微逆，即为呕吐者，总胃虚也。凡呕家虚实，皆以胃气为言。"实证呕吐多由外邪、饮食、情志所伤，起病较急，常突然发生，病程较短，呕吐量多，呕吐如喷，吐物多酸腐臭秽，或伴表证，脉实有力。虚证呕吐，常因脾胃虚寒、胃阴不足所致，起病缓慢，或见于病后，病程较长，吐物不多，呕吐无力，吐物酸臭不甚，常伴有精神萎靡、倦怠乏力等虚弱证候，脉弱无力。

2. 辨呕吐物

吐出物常能直接反映病因、病变的脏腑，以及寒热虚实，故临证时应仔细询问，亲自观察呕吐物。若呕吐物酸腐难闻，多为食积化热；吐黄水苦水，多为胆热犯胃；吐酸水绿水，多为肝气犯胃；吐痰浊涎沫，多为痰饮停胃；泛吐清水，多为胃中虚寒，或有虫积；只呕吐少量黏液，多属胃阴不足。

3. 辨止呕与否

临证见呕吐病人，并非都要止呕，应区别不同情况，给予正确处理。一般来说，呕吐一症，多为病理反应，可用降逆止呕之剂，在祛除病因的同时，和胃止呕，而收邪去呕止之效。但若属人体自身祛除有害物质的一种保护性反应，如胃中有食积、痰饮、痈脓而致呕吐者，此时不应止呕，待有害物质排除，再辨证治疗。如误食毒物所致的呕吐，应予解毒，并使邪有出路，邪去毒解则呕吐自止。此时若用止呕之法，反致留邪，于机体有害。若属服药不当产生的毒性反应，则应减量或停药，除非呕吐剧烈，否则亦不必止呕。

4. 辨可下与禁下

呕吐之病，一般不宜用下法。如痈脓之病可涌吐；兼表邪者，下之则邪陷入里；脾胃虚者，下之则更伤脾胃。若胃中无有形实邪，也不宜下，否则徒伤胃气，故仲景有"病人欲吐者，不可下之"之戒。若确属胃肠实热，大便秘结，腑气不通，而致浊气上逆，气逆作呕者，可用下法，通其便，折其逆，使浊气下降，呕吐自止。如《金匮要略·呕吐哕下利病脉证治》曰："哕而腹满，视其前后，知何部不利，利之即愈。""食已即吐者，大黄甘草汤主之。"可见呕吐一症，原则上禁下，但在辨证上有灵活性，应辨证论治。

六、腹胀痛

脘腹为气机升降之要冲、奇经交汇之所、六腑所居之处，清浊泌别，出入转化，无不赖之于此。其治疗特点为宜和宜降，宜顺宜调，以流通为贵。急性脘腹疼痛诱因虽有寒、热、湿、虫、积、瘀等不同，但总的病理机制缘于血泣脉急，经络瘀阻不行，扰乱六腑降和顺调之功能，使传导失常，气血乖违，升降逆乱，气机壅塞，浊凝蓄留，遂成不通则痛之候。

在外感热病中发生腹胀痛，总的来说与气机失于宣展有关。而气机失畅的原因，除了兼夹气郁外，主要与邪热、湿浊、积滞、瘀血等病邪阻滞有关。

脘腹疼痛应分寒、热、虚、实及在气、在血之不同。寒邪客犯，使经脉稽迟凝涩而痛；热邪留中，则瘅热胶固而闭塞不通作痛；虚则运转无力，推送乏力，气聚而痛；实者浊邪壅满，气机阻碍，积蓄而痛。初痛在气，久痛及于血络。

根据脘腹疼痛部位常能区分脏腑的不同病变。如脘胁痛责之肝胆，脘腹痛责之脾胃，脐周痛责之肠腑，右少腹痛病在阑门，两少腹痛牵及腰脊则病在带脉，小腹结滞病在膀胱，满腹疼痛病涉三焦。腹痛的临床表现虽然复杂，但若把握病机特点"郁结"二字，就可执简驭繁，治之有据。

1. 胃脘胀痛

湿热之邪内袭，常见胃脘痞胀疼痛，并见苔白腻者，为痰湿中阻，气机郁滞；并见苔黄腻者，为湿热或痰热内结，气机郁滞。如胃脘疼痛拒按，嗳腐酸臭，恶心呕吐，吐后痛减，苔厚腻，脉滑者，为饮食积滞阻于胃；如胃脘部硬痛拒按，多属结胸，其中有邪热与原有水饮积聚而致者，有痰热内结，有热瘀互结者。

2. 满腹疼痛

满腹胀满疼痛，拒按而坚，并见潮热便秘、谵语、苔厚而燥者，为热结阳明

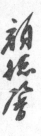

肠腑。腹痛阵作而拒按，或腹痛欲便，便后痛减，嗳腐吞酸，为湿热食积阻于肠道；脐腹冷痛，痛势绵绵，喜温喜按，形寒肢冷，大便溏薄，舌质淡，脉细弱者，为太阴虚寒内盛。

3. 小腹疼痛

小腹硬满疼痛，并见神志如狂、大便色黑、舌质紫绛者，为下焦蓄血证；如寒热往来、神志异常，发生在月经期间，为热入血室；如发热、小便频急痛、色赤或有血尿者，为湿热蕴阻膀胱；如少腹疼痛，并见下利脓血、里急后重者，为湿热蕴阻大肠。

七、小便异常

常从尿量、频次、排尿及尿色来进行辨证。

1. 尿量异常

尿量异常，是指昼夜尿量过多或过少，超出正常范围。

（1）尿量增多：多因寒凝气滞，水气不化；或肾阳虚衰，阳不化气，水液外泄而量多。可见于虚寒证、肾阳虚证及消渴病中。

（2）尿量减少：可因机体津液亏乏，尿液化源不足或尿道阻滞或阳气虚衰，气化无权，水湿不能下入膀胱而泛溢于肌肤所致。可见于实热证、汗吐下证、水肿病及癃闭、淋证等病证之中。如小便少，甚则不通，伴见热蒸头胀、神昏呕逆、苔白腻者，为湿浊阻下，泌别失职，逆而上犯心包所致。

2. 频次异常

（1）排尿次数增多：又叫小便频数，总由膀胱气化功能失职而致。多见于下焦湿热、下焦虚寒、肾气不固等证。

（2）排尿次数减少：可见于癃闭，在排尿异常中介绍。

3. 排尿异常

排尿异常是指排尿感觉和排尿过程发生异常情况，如尿痛、癃闭、尿失禁、遗尿、尿闭等。

（1）小便涩痛：即排尿不畅，且伴有急迫、灼热、疼痛感，多为湿热流入膀胱，灼伤经脉，气机不畅而致。可见于淋证。

（2）癃闭：小便不畅或点滴而出为癃，小便不通或点滴不出为闭，一般多统称为癃闭。病机有虚有实：实者多为湿热蕴结、肝气郁结，或瘀血、结石阻塞尿道而致；虚者多为年老气虚，肾阳虚衰，膀胱气化不利而致。如小便不利或不通，小腹鼓胀者，为水蓄膀胱。

（3）余沥不尽：即小便点滴不尽，多为肾气不固所致。

（4）小便失禁：是指小便不能随意识控制而自行遗出。多为肾气不足，下元不固；或下焦虚寒，膀胱失煦，不能制约水液而致。若患者神志不清，而小便自遗，则病情危重。

4. 尿色异常

正常小便颜色淡黄，清净不浊，尿后有舒适感。

（1）尿清：如小便清长量多，伴有形寒肢冷，多属寒证。小便短赤量少，尿道灼热疼痛，多属热证。

（2）尿黄：小便黄赤短少，伴见各种里热症状者，为实热耗伤阴液；小便黄赤而频数，排尿疼痛灼热者，为湿热阻于膀胱，或心经邪热下移小肠；小便黄赤如浓茶，并见身目发黄、口苦呕恶、胁痛脘痞者，为湿热蕴于肝胆，胆汁外溢肌肤。

（3）尿浊：尿浑如膏脂或有滑腻之物，多是膏淋；尿有砂石，小便困难而痛，为石淋。

（4）尿赤：尿中带血，为尿血，多属下焦热盛，热伤血络；尿血，伴有排尿困难而灼热刺痛者，是血淋。

八、大便异常

在外感热病中，由于热邪影响肠道，导致肠道传导失司而造成大便异常。

1. 便次异常

便次异常，是排便次数增多或减少，超过了正常范围，有便秘与泄泻之分。

（1）便秘：即大便秘结。指粪便在肠内滞留过久，排便间隔时间延长，便次减少，通常在四至七天以上排便一次，称为便秘。其病机总由大肠传导功能失常所致，可见于胃肠积热、气机郁滞、气血津亏、阴寒凝结等证。

（2）溏泻：又称便溏或泄泻，即大便稀软不成形，甚则呈水样，排便间隔时间缩短，便次增多，日三四次以上。总由脾胃功能失调、水停肠道、大肠传导亢进所致，可见于脾虚、肾阳虚、肝郁乘脾、伤食、湿热蕴结大肠、感受外邪等证。

2. 排便感觉异常

排便感觉异常，是指排便时有明显不适感觉。由于病因病机不同，其产生的感觉亦不同。

（1）肛门灼热：是指排便时肛门有烧灼感。其病机由大肠湿热蕴结而致，可见于湿热泄泻、暑湿泄泻等证。

（2）排便不爽：即腹痛且排便不畅，而有滞涩难尽之感。多由肠道气机不畅所致，可见于肝郁犯脾、伤食泄泻、湿热蕴结等证。

（3）里急后重：即腹痛窘迫，时时欲泻，肛门重坠，便出不爽。紧急而不可耐，称里急；排便时，便量极少，肛门重坠，便出不爽，或欲便又无，称后重，二者合称之里急后重，是痢疾病证中的一个主症。多因湿热之邪内阻，肠道气滞所致。

（4）滑泻失禁：即久泻不愈，大便不能控制，呈滑出之状，又称"滑泻"。多因久病体虚，脾肾阳衰，肛门失约而致。可见于脾阳虚衰、肾阳虚衰，或脾肾阳衰等证。若患者神志不清，滑泻失禁，则病情危重。

3. 大便性状异常

（1）大便脓血：一般都伴有腹痛、里急后重症，为湿热蕴阻大肠所致。

（2）大便下血：外感热病中见便血，多为邪热深入营血，损伤肠络。其中并见便下不爽、里急后重者，为湿热蕴毒所致的血痢；并见壮热烦躁、便下鲜血、舌红绛者，为热毒损伤肠络，迫血下行，多见于湿温病湿热化燥化火而邪入血分之证。

（3）大便溏垢：指大便溏如败酱，并见排便不爽、发热、腹痛、呕恶、苔黄腻，为湿热积滞阻于肠道所致。

（4）大便色黑：大便黑如漆，排便较易，多为瘀血阻于肠道所致。

九、神志异常

心藏神主血，营气通于心，故邪热扰心或深入营血，多出现神志异常。常见的神志异常表现包括烦躁不安、神昏谵语、昏愦不语、神志昏蒙、神志如狂、神情呆钝等。

1. 烦躁不安

烦躁不安是指心中烦热，坐卧不安，但神志尚清。病机为热扰心神。既可见于热在气分证，也可见于热在营血分证，但以营血分为多。温病后期，肾阴已亏，心火炽盛亦可见。

2. 神昏谵语

神昏是指神志不清，不能识人，呼之不应。谵语是指语无伦次。神昏与谵语往往并见，故也昏谵并称。温病中的昏谵，多系闭证、实证。若在营血分阶段，邪热夹痰内闭心包，则神昏谵语伴见身热肢厥、言謇、舌鲜绛。若营热扰乱心神，则昏谵较轻，神志呈半昏迷状态，或心中烦躁；伴见灼热，斑疹隐隐，舌红绛。若血热扰动心神，则昏谵狂乱；伴见身体灼热，斑疹密布，全身多部位出血，舌深绛。若在气分阶段，热结肠腑，胃中浊热，上熏神明，则时有神昏谵语；伴见潮热，便秘，舌红苔燥，脉沉实等阳明腑实的征象。若小儿感受风热病邪，肺经郁热，热迫心包，亦可出现时有神昏或谵语；伴见发热，咳喘，舌红苔白或黄等症。

3. 昏愦不语

昏愦不语是指意识完全丧失，昏迷不语，属于神志异常中最严重者。多为痰热阻闭心包所致。若热闭心包而兼阳气外脱者，多伴见肢体厥冷、面色灰惨、舌质淡白、脉微细欲绝等症。

4. 神志昏蒙

神志昏蒙是指神志不清，时清时昧，似清似昧，呼之能应，或时有谵语。此为湿热类病证，病位重在中焦脾胃。是由湿热酿痰，蒙蔽清窍所致。伴见身热，胸脘痞满，舌黄腻，脉象濡滑而数。

5. 神志如狂

神志如狂是指昏谵躁扰，狂乱不安。为下焦蓄血，瘀热扰心所致。多伴见身热，少腹硬满疼痛，大便色黑，舌紫暗等症。

6. 神情呆钝

神情呆钝是指神情淡漠、反应迟钝。若为湿热之邪，上蒙清窍，则伴见身热不扬、脘痞胸闷、呕恶不饥、舌苔腻、脉濡缓。若为余热与痰瘀互结，阻遏心窍，则伴见言语不利或默默不语，甚至痴呆或手足拘挛、肢体强直等症。

总之，神志的异常表现，其程度有轻重之别，其病位有浅深之分，当根据热型、舌象和其他症状加以鉴别。检查神经反射对于判断昏迷程度的轻重有一定的帮助。昏迷是高度的意识障碍，程度上有浅深之分。浅昏迷时，对光反射、吞咽反射、咳嗽反射、角膜反射、疼痛反应等存在或减弱，病理反射可呈阳性；深昏迷时，对各种刺激均无反应，腱反射、吞咽反射、咳嗽反射、角膜反射和瞳孔反射等均消失，病理反射不能引出。

十、痉厥

1. 厥脱危象——区别"决"、"夺"

厥脱是指临床出现四肢厥冷、昏厥、呼吸微弱、脉象微细或沉伏、冷汗淋漓等一类危急证候。它类同于现代医学的以周围循环灌注不良为特征的休克症候群，以及晕厥、虚脱。

论厥，辨在邪气，寒厥宜温，热厥宜攻；论脱，重在元气，因于寒者当救阳，起于热者当救阴。同时，也应重视厥脱两证的转化规律，厥为脱症的前兆，脱则为厥症的骤变。阴阳二气不相顺接则发厥，厥者，"决"也，阴阳决离之谓；阴阳二气虚竭则见脱，脱者，"夺"也，正气劫夺之谓。

邪分内外，六淫邪盛，或寒邪直中，或传里变热内陷，正不胜邪都可致厥。如仲景所说"邪中于阴必内栗，表气微虚，里气不守，故使中于阴也"；"阴气为栗，足膝逆冷，便溺妄出，表气微虚，里气微急，三焦相溷，内外不通"。寒中阴经，有症见自利不渴，四肢逆冷之太阴寒厥；有症见恶寒蜷卧但欲寐，手足厥冷，脉细之少阴寒厥；有症见厥热进退，脉弦而细之厥阴寒热错杂厥；传经邪热有三阳合病，脉洪昏昧，面垢谵妄的热厥；有胃家实如见鬼状，循衣摸床之阳明实热厥；有邪伏少阴，劫津灼液之少阴热厥。内邪则常出现三焦气机郁遏，营卫不通，升降受制。凡六淫七情阻塞通调之机，病变集中于中焦者恒多，以中焦为气机升降枢纽，诚如仲景所言"中焦不治，胃气上冲，脾气不转，胃中为浊，荣卫不通，血凝不流"。邪气内乱，外现厥象。

元气劫夺在《灵枢·五禁六十一》中有所记述："形肉已夺，是一夺也；大夺血之后，是二夺也；大汗出之后，是三夺也；大泄之后，是四夺也；新产及大血之后，是五夺也。"精气夺则虚，脏腑失却营养，经隧空乏，正气散乱，本元告匮，脱象遂见，有阴脱阳脱之辨。

2. 辨厥

厥之共同特征是手足厥冷。但有寒热之别。

（1）热厥：兼见发热，烦渴躁妄，胸腹灼热，溺赤便秘，便下腐臭，苔黄舌燥，脉数等症状，属阳证。

（2）寒厥：畏寒蜷缩，神情淡漠，身冷如冰不独四肢，尿少或遗溺，下利清谷，面色晦暗，舌淡苔白，脉微欲绝，属阴证。

《素问·厥论》谓："阳气衰于下为寒厥，阴气衰于下则为热厥"，备论厥旨矣。

十一、咳嗽

1. 辨证

临证辨析咳嗽应了解咳嗽的时间、节律、性质、声音和加重的因素。

（1）辨时间：一是了解病程的长短：外感咳嗽病程短，内伤咳嗽病程长。二是了解咳嗽发作的季节和时间：冬季寒冷时易发者，多属寒痰为患或阳虚；炎热之时易发者，应考虑痰热、阴虚为患；晨起咳嗽阵发，多因于痰；午后及夜间咳重者，多属肺燥阴虚；风寒、风热咳嗽白天多于夜间。

（2）辨节律：主要是了解咳嗽发生的频度，邪甚则咳频，邪轻正虚者则咳少而稀疏。

（3）辨性质：主要是了解有痰无痰、痰多痰少。如痰湿证为痰多之候，阴虚证则少痰或无痰。

（4）辨声音：要注意了解咳声有力无力及其特点。咳声洪亮有力者属实，咳声低弱气怯短促者属虚；风寒咳嗽声重，风热咳嗽声音嘎哑；咳嗽痰多者声浊，阴虚燥咳者声音清亮。

（5）辨析加重因素：如饮食肥甘加重者多痰湿，因情志郁怒加重者属气火，因劳累受凉后加重者多虚寒。

2. 辨痰

咯痰的特点是咳嗽病性的客观反映，辨析咳嗽应分析痰的色、质、量、味。

（1）辨痰色：痰白主寒，如风寒、寒痰、虚寒为患；痰黄主热，如风热、痰热、肝火为患。

（2）辨痰质：痰白稀薄者属风、属寒；痰白质黏者属阴虚、燥热；痰白清稀、透明呈泡沫样者属虚、属寒。痰黄稠浊者属热；痰中带血多为肺热，如风热、燥热、阴虚火旺为患。

（3）辨痰量：痰多者属痰湿、痰热、虚寒为患；咳而少痰者多属燥热、气火、阴虚。

（4）辨痰味：痰味甜者多属痰湿，味咸者属肾虚，有热腥味者为痰热。

十二、气喘

气喘是指呼吸困难，呼吸的频率、深度、节律失常，呼吸急促深快，或变慢变浅，或出现潮式、间歇性不规则呼吸，鼻翼煽动，张口抬肩，摇身撷肚，不能平卧，甚则面青唇紫，汗多，心慌，烦躁不安，神情萎靡，昏昧，痉厥，甚至由喘至脱。《仁斋直指方》云："诸有病笃，正气欲绝之时，邪气盛行，多壅逆而为喘。"

喘证的成因虽多，但概要言之，不外外感与内伤两端，外感为六淫乘袭，内伤可由饮食、情志，或劳欲、久病所致。喘证的病理性质有虚实两类，叶天士

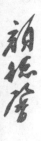

《临证指南医案·喘》曰："在肺为实，在肾为虚。"实喘在肺，为外邪、痰浊、肝郁气逆，邪壅肺气，宣降不利；虚喘当责之肺、肾两脏，因精气不足，气阴亏耗而致肺肾出纳失常，且尤以气虚为主。

急性热病中出现气喘，常由外感六淫或疫毒之邪袭表迫肺所致，多系危急重症。此外，也可因其他脏腑病变影响于肺所致。为此，必须在辨证的同时结合辨病，与有关疾病互参，求因治疗，并从各个疾病的特点中掌握其不同的预后转归。《医宗必读·喘》："治实者攻之即效，无所难也。治虚者补之未必即效，须悠久成功，其间转折进退，良非异也。故辨证不可不急，而辨喘证尤为急也。"《诸证提纲·喘证》："凡喘至于汗出如油，则为肺喘；而汗出发润，则为肺绝……气壅上逆而喘，兼之直视谵语，脉促或伏，手足厥逆乃阴阳相背，为死证。"

第二节　颜德馨急性热病舌脉辨析

一、舌诊

通过舌诊可以了解体内六经、卫气营血、三焦所属脏腑的生理功能失常和实质损害，以及病邪的性质、进退等情况。如吴坤安所说："病之经络、脏腑、营卫气血、表里阴阳，必形于舌。"前人认为舌象的变化较快、较敏感，所以对外感热病的诊断尤为重要，故有"杂病重脉，温病重舌"之说。

舌诊包括辨舌苔和舌质，主要从色泽、形态、润燥及舌象的变化来了解正气的盛衰、病邪的性质、病位的浅深、病势的进退、预后的吉凶等。相对来说，舌苔的变化主要反映卫、气的病变和病邪的性质，舌质的变化主要反映营、血分的病变和津液的盈亏。

1. 辨舌苔

（1）白苔：从白苔的厚薄，可反映病邪的部位：薄者主表，邪在卫分或太阳经，病较轻浅；厚者主里，邪在气分，多见于湿热为患的病证。从白苔的润燥，可反映津液的盈亏：润者主津液未伤，燥者主津液受伤。若见厚腻者主湿，厚浊黏腻者主湿痰秽浊。

如苔薄白而润，舌质正常者，多为正常舌象，风寒初犯时亦可见到。苔薄白欠润，舌边尖略红者，为温邪初犯肺卫；苔薄白而干，舌边尖红者，为表邪未解，肺津已伤，可从苔薄白欠润、舌边尖略红发展而来，也可因素体津亏而外感风热病邪或燥热病邪初犯肺卫所致。

若苔白厚干燥者，为津伤而湿浊已结，由脾湿未化而胃津已伤或胃津不能上承，肺气受伤，气不化液所致；苔白厚黏腻者，为湿热困脾，浊邪上泛所致，多伴见口吐黏液唾沫、口中黏腻发甜等症状；苔白厚滑腻如积粉、舌质紫绛者，为湿热秽浊之邪郁闭膜原，多见于瘟疫；苔薄腻而白者，为湿邪初犯卫气，多见于湿温初起，邪遏卫气，亦可见于湿温后期邪热已退而余邪未尽时；苔白腻而舌红绛者，可见于湿热性疾病邪在气分，湿遏热伏证，也可见于热毒已入营分而湿邪未化之时；苔白腻而舌质淡，多为湿浊内盛而阳气已衰，可见于太阴虚寒证、少阴虚寒证。

此外，有白苔结如碱状者，多为胃中宿滞夹秽浊郁伏所致；有苔白干硬如砂皮，扪之糙涩者，名为白砂苔，又名水晶苔，为邪热迅速化燥入胃，苔未及转黄而津液已伤所致；有满舌生白衣，或布满白色糜点如饭粒样，甚则遍布口唇咽喉者，名白霉苔，多主秽浊内郁，胃气衰败，但若见于小儿而全身症状较轻者，为鹅口疮，并非危重之象。

（2）黄苔：黄苔多从白苔转化而来，为邪入气分，热势转盛的重要标志。一般薄者为邪热初入气分，热势尚轻；厚者为气分热势已盛，或有热结肠腑，病势较深，尚润者为津伤不甚；腻者为湿热蕴阻；燥者为津伤之象。

如苔薄黄不燥者，为邪热初传气分，津液尚未大伤；苔黄腻或黄浊者为湿热内蕴；苔黄白相兼者，为邪热初传气分而表邪尚未尽解；苔黄而燥者，为气分热盛而津液已伤；苔老黄，或焦燥起刺，或中有裂纹者，为热结肠腑，津液已伤。

（3）灰苔：灰苔可以从白苔转来，也可以从黄苔转来，或灰黄苔并见，既可见于实热证，也可见于虚寒痰饮证。

如苔灰而干燥，甚则焦裂起刺者，见于热结肠腑，津液大伤的阳明腑实证；苔灰而黏腻、润泽多黏者，为兼夹痰湿内阻，多伴胸脘痞闷、渴喜热饮、泛吐痰沫等症状；苔灰滑多津者，为阳虚有寒，可见于湿温、伤寒、寒湿等中阳大伤而湿邪偏盛之证，多伴有肢冷、脉细、吐泻、舌淡等症状。

（4）黑苔：黑苔多从黄苔或灰苔发展而来，多数见于热盛阴伤之证，但也有见于痰饮、寒湿证的。

如黑苔焦燥起刺，质地干涩苍老者，为热结肠腑，肾阴耗竭之象，即所谓"土燥木竭"；舌根黑苔干燥，舌心无苔者，也标志着阳明腑实而肾阴耗竭；苔薄黑干燥或焦枯者，每伴有舌体枯萎、绛而不鲜、苔无芒刺而薄，与阳明腑实证之黑苔有别，为温病后期肾阴耗竭；苔黑干燥，舌质红者，如兼见心中烦不得卧，为真阴大伤而心火亢炽；如苔干黑而舌质淡白无华者，多见于湿温病中湿已化热化燥而传入营血分，迫血妄行，大量出血后致气随血脱。

如见遍舌黑润，为兼夹痰饮内伏，可伴见发热、胸闷、渴喜热饮等症状；黑苔滑润、舌质不红者，每见于湿温病后期，因阳气不足而转化成寒湿内盛之证。

2. 辨舌质

（1）红舌：正常舌质呈红色，在外感热病中，根据舌质色红的深浅、分布的范围，以及质地的润燥可帮助判断病邪的部位和阴液的盈亏。如满舌红赤多标志热已入营；边尖红赤则病在卫分；舌红而苔垢较多，为邪热炽盛；舌红而干燥为津伤；色淡红少苔为气阴受伤；色淡白则为气血不足或虚寒之象。

如舌红赤而满布黄苔者，为气分邪热亢盛；满舌红赤而苔光少者，为热入营分；舌质红赤而苔少者，如见于外感热病后期，为阴虚之象；舌质红赤而起刺者，为心火上炎；舌红而中有裂纹如人字形，或舌红中有大红点者，为心营热毒极盛；舌红而光，为气血不足、气阴两虚之象，多见于外感热病后期；舌质淡白无华为阳气大伤，如骤然见到，或为亡血亡阴，或为阳气外脱之征。

（2）绛舌：绛为深红色，多从红舌发展而来，其中有主营分热盛者，有主阴液大伤者，当以舌质的润燥与苔垢情况来加以区别。

如舌鲜绛而润泽者，为热入心包；舌绛而少津者，为邪热劫伤营阴；舌绛而光亮如镜，手扪之干燥无津者，名镜面舌，为胃阴衰亡之象；舌绛不鲜，干枯而萎者，为肾阴枯竭之征；独舌中心干绛者，为胃热而心营受劫；舌绛有黄白苔者，为邪初入营，气分之邪尚未尽解；舌绛有黄燥苔者，为气营分邪热俱盛，即气营两燔；舌绛苔黏腻，或罩有霉酱状垢苔者，为热在营血，中夹痰湿秽浊之气。

（3）紫舌：紫舌较红绛舌色更深，多从绛舌发展而来，但所主病证有热极、阴竭、瘀血等不同。

如舌焦紫起刺者，又名杨梅舌，为血分热毒极盛之征，可见于烂喉痧气营两燔或气血两燔证中，或为动风的先兆；舌紫暗而干，枯萎无苔，状如猪肝，为肝肾阴竭，多预后不良；舌紫而瘀暗，扪之潮湿，为兼夹瘀血，多为素有瘀伤宿血，因感受外邪后而致瘀热相搏，每伴有胁肋或腹部刺痛、痛处固定。此外，还有舌紫而肿大，为酒毒冲心；舌淡而清滑，为阴寒内盛，血络瘀滞等。

3. 辨形态

主要从舌体的形态异常来判断邪正虚实状况。

（1）舌体强硬：为气液不足，络脉失养，多在肝风内动时见到，若肢体尚未抽搐，亦每为痉厥之先兆。

（2）舌强语涩：若伴有神昏谵语，多为邪闭心包。

（3）舌体短缩：若舌绛干燥者，为热甚阴伤；若舌胖大而苔腻，为痰浊内阻。

（4）舌卷囊缩：为邪入手足厥阴心肝二经，病情危重。

（5）舌体痿软：又称舌痿，指舌体软弱无力，转动不便。如红绛而痿，为阴伤已极，多属肝肾阴竭；如舌淡而痿，为气血俱虚。

（6）舌生芒刺：如舌上芒刺干燥，多为邪热内盛。

（7）舌有裂纹：如舌质红绛而有裂纹，为热盛津伤；舌质淡白而有裂纹，为气血不足，不能荣润舌面之故。

（8）舌体胀大：如兼有黄腻苔，为湿热蕴毒上泛；如舌胀大而色紫暗，为酒毒冲心。

二、脉诊

脉诊是切诊的重要内容，在外感热病中，通过脉诊有助于了解病邪的性质、部位，以及正气的盛衰等情况。较为常见的有以下几种脉象。

1. 浮脉

主表证。浮而有力为表实，浮而无力为表虚；浮数主温邪在表，浮紧主风寒在表；浮大中空即芤脉，为阳明热盛而津气已伤，亦可见于阴津大伤而阳气外浮之证；脉浮而促，为郁热在里而有外达之机。

2. 沉脉

主里证。沉而有力为里实，沉而无力为里虚；沉实有力主热结肠腑或下焦蓄血证；沉伏重按筋骨始得，主阴寒内伏，或阳热内闭致厥；或阴阳离决，阳气欲脱；沉细而涩，多为肝肾阴液耗竭。

3. 缓脉

主湿或虚证。身虽热而脉缓，主湿邪遏伏邪热，多见于湿温；病久而脉缓无力，主脾胃虚弱。

4. 数脉

多主热证。数而有力为实热，数而无力为虚热；细数多见于阴伤之证，或主热入营血；数大无力，按之豁然中空，每为虚阳外浮；细数急疾而无力，可见于

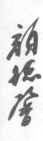
心肾阳衰，元气欲脱之时。

5. 洪脉

多主实热证。洪大而数，主阳明邪热炽盛，充斥内外；仅见寸部洪大，为肺经气分热盛；洪大而芤，为阳明邪热炽盛而津气已伤。

6. 滑脉

主里热、痰饮、食积等实证。滑数有力，多为热盛邪实，正气充盈；滑而弦者，多为痰热内结；滑数而濡，多为湿热交蒸。

7. 弦脉

主肝胆、痰饮等病证。弦数脉，多见于热郁少阳，胆热炽盛证；弦大而滑，为阳热内盛，或属痰热内结；弦劲而数，为邪热亢盛，肝风欲动。

8. 濡脉

主虚证、湿证。濡细无力，见于病久者，为正气虚弱，胃气未复；濡而数，为湿热蕴蒸；濡缓而小，为湿邪偏盛。

除上述几种常见脉象外，在外感热病中还可见到另一些脉象，如太阴虚寒证可见细弱脉，少阴虚寒、心肾阳衰及暴脱病人可见微细，甚则微细欲绝脉；在脏气衰微时，可出现结代脉等。

在外感热病中，必须把脉象与全身症状结合起来综合分析。在一般情况下脉证相应，但有时脉证也可不相应，如在实证中见细、微、弱等虚脉，或在虚证中见浮、洪、滑等实脉，多为邪盛正衰之象，容易出现病邪内陷的严重后果，应特别引起重视。

第四章　颜德馨诊治急性热病临床经验

第一节　颜德馨急性热病治疗原则

急性热病，邪之犯人，体内正气立起卫外，发热是正气抗邪之举。正胜邪却则热退脉静，不胜则热势依然，必借药力以驱之。高热变幻，风、毒、瘀往往聚而为患。颜德馨教授在总结历代文献的基础上，结合自己的临床实践，提出了急性热病治疗的重要原则。

一、透邪外出

透法不仅为驱散表邪所必须，尚能使内伏之邪外透，不仅用于卫分证，亦适用于气分及营分证，正如叶天士所说："入营犹可透热转气。"故每于清热剂中参以辛散之品，组成清透法，根据邪之所在，选用不同方药。如邪在卫分，恶寒发热者，则取薄荷、防风、羌活疏表祛邪；邪热闭肺，症见热、渴、咳、喘，多用麻杏石甘汤清肺宣透；邪郁胸膈之心烦懊侬者，以栀子豉汤透热达邪；病至气分，阳明壮热者，方用连翘白虎汤辛凉透泄；热结肠胃而见发热、泄泻，则以葛根芩连汤清肠透邪；病入营分，舌绛苔少或黄苔未净，气分之邪尚未彻清者，善用黑膏方，以生地清营养阴，淡豆豉透邪外出，共奏透热转气之功；病至血分，则于凉血剂中加入青蒿、僵蚕、白薇等凉血透邪，使留伏于阴分之热邪外透而解。

二、辛开苦降

湿热之邪不仅是引起暑湿、湿温的主因，而且在风温、秋温、冬温、瘟疫中亦时而可见。湿热之邪，非辛不开，非苦不降，故必于清热剂中佐以辛开之品，以开湿壅、通气机。如湿重于热，其舌苔黄白相兼，腻而不燥，当取微辛轻苦之品宣畅气机，开泄湿热，常用杏仁、蔻仁、橘皮、桔梗、郁金、菖蒲、薤白之类，方如三仁汤、瓜蒌薤白汤；如热重于湿，则舌苔满布，黄腻而干，当用半夏、厚朴、苍术与黄连、黄芩、山栀配伍，方如连朴饮、半夏泻心汤。为避苦寒抑阳助湿之弊，在应用黄连、山栀等苦寒药时，常与姜汁拌炒，或用生姜为引，以辛开苦降。对湿热气闭者，每以五磨饮子以助运湿，方取沉香、郁金、槟榔、青皮、枳实磨汁冲服，其中用郁金代乌药，以芳香逐秽。若湿热蒙蔽心窍、神昏肢厥者，则取少量辟瘟丹、玉枢丹、苏合香丸等以辛开气机，芳香通窍，常可收事半功倍之效。

三、扶正达邪

温病之所以发病，往往正气已有虚弱，无力抵御温邪，外邪才得以内窜为患。而病邪入侵，正邪抗争，正气因而消耗亦可致虚。因此，治疗中不应忽略耗气的病理变化。如虚人受邪，症见低热持续、时作时辍、头痛鼻塞、畏寒困倦、咳嗽胸满、纳少懒言、脉浮无力等，习以补中益气汤益气固表，茯苓运脾化湿，盖中虚之人多兼湿停，湿停则脾愈不健而中更虚；加麦冬、花粉以养肺阴而清虚热，寓扶正则邪自去之意。如长夏暑湿为患，症见身热、自汗、胸闷、便溏等，则取清暑益气汤出入。暑邪致病，多由饮食劳倦，损伤脾胃，乘天暑而作，故方用黄芪固卫，殆取《内经》"阳气者，卫外而为固也"之意；暑多夹湿，以苍白术、泽泻上下分消湿热之气。生脉散泻火益肺，殆指"暑必伤气，暑必耗阴"而言。

四、扶助阴阳

温病后期，温热病邪既可耗阴，也可伤阳，其中尤以湿热病邪为著。《湿热病篇》谓："湿热证，身冷脉细，汗泄胸痞，口渴舌白，湿中少阴之阳，宜人参、白术、附子、茯苓、益智等味。"其中，"湿中少阴之阳"则清楚表明了湿热之邪可耗伤人体阳气而导致温病兼阳虚证。此外，热邪太甚，迫津外出，汗泄太过，也可因阳气随汗耗伤而出现阳虚之证。颜德馨教授临床习取《伤寒论》桂枝甘草龙骨牡蛎汤以固护阳气，若患者虽有高热，但兼面色苍白、汗出不止、舌红转淡、阳气已衰，即取此方合生脉散扶阳护阴；若出现冷汗淋漓、四肢厥逆、呼吸急促、脉微欲绝等亡阳之危象，则以此方合参附汤急救回阳。

第二节 颜德馨急性热病治疗要点

颜德馨教授指出，急性热病的治疗必须抓住三个主要治法。治法之一："透风于热外"，不令风与热相搏，热无风煽，其势必孤。现代医学的"抗感染"与温病学中"驱邪"论，其出发点实相一致，限于古代科学水平，尚不能从病原学高度来认识"宣风驱邪"具有抗病原活性的作用，所以"宣风透热，驱邪外达"这一方法为进一步研究急症退热提供了宝贵经验。治法之二："败毒以撤热"，外感高热撤热的关键之一在于"败毒"，毒去则热无所凭。高热长盛不衰，表里双解堪为良策，凉膈散有殊功。温邪侵入营血，高热躁扰，神昏谵语，斑疹隐隐，急予清营汤加紫草、大青叶、石膏、知母、鲜生地、鲜菖蒲，并以紫雪丹、广犀角粉吞服，撤血分之热毒，常有立竿见影之功。治法之三："凉血化瘀以防变"，瘀去则热无所附，逆变受阻。卫气通于肺，营气通于心。肺朝百脉，关系全身经脉流注，不论入气入营，热灼气营是常见的病理现象。戴天章曾说："时疫转里，而后瘀血最多。"临床化瘀药物的抗炎、排毒、改善局部血循环等作用应予充分肯定。从目前临床分析，综合采用宣风驱邪、清热解毒、凉血化瘀、畅利腑道等治疗方法，辨证投药，对挫热、防变、救危作用最为理想。

一、解表透邪，寒温并用

《灵枢·官能》"寒与热争，能合而调之……"指出寒热错杂之证治宜寒温并用，调其阴阳。由此产生寒温并用之法，即将寒性药物与温性药物共同组合成方进行施治的治疗方法。寒温并用治疗外感热病表证，打破了单纯辛温解表或辛凉解表一统天下的局面，以其独特的优势为历代医家所推崇，晚近被广泛应用于临床。具体分为辛温辛凉复法、辛温解表合清热解毒法。

颜老治疗外感高热，用药喜寒温并用，并自创羌英汤，自20世纪70年代即广泛应用于临床，改善症状明显，退热快，疗效肯定。全方由羌活、大青叶、蒲公英、鸭跖草组成，清热解毒为主，兼解表散邪。羌活一味，辛温发散，性较燥烈，为"太阳经风药"，颜老誉之为"发汗要药"，临床用于"太阳经头痛，去诸骨节疼痛"。蒲公英、鸭跖草、大青叶三味能清热解毒。盖感冒病位在卫表肺系，治疗应因势利导，从表而解，遵《素问·阴阳应象大论》"其在皮者，汗而发之"，故以羌活辛温解表，与清热解毒药配伍，既使腠理开泄，邪有出路，又防清热药寒遏冰伏或寒凉伤阴。正遵叶天士"透风于热外"之旨，使寒温并用，辛散透邪解毒而达解表之功。

二、卫表先汗，当参瘀、食、痰、郁四端

颜老将治邪在表卫的原则，总结为"风从表解，热从汗泄"八字。非汗则邪无出路，《素问·调经论》谓"卫气不得泄越"。故外热卫气郁阻，肌腠失却温养则恶寒；皮毛开合失司则无汗，于是头痛、咳嗽并作。然而有用表散而热仍不解者，即当考虑其热之所"附丽"。所谓"附丽"总括为瘀、食、痰、郁

四端。

1. 夹瘀血

素有血瘀病人，一旦受温热毒邪侵袭，毒邪最易与瘀相互依附，着于血脉之中，除卫分见证外，必兼舌暗、舌上瘀点、舌下脉络粗胀或瘀丝满布。本来温热毒邪郁卫不解可致营卫凝涩、血流不畅，其时最多见者为鼻衄、皮肤红晕加深，渐变为红斑。此时宜于疏表透汗、清热解毒之中，加入活血化瘀药物，如银翘散去豆豉，加生地、丹皮、赤芍、大青叶、玄参等，以疏达营分血滞，使卫邪易于透发。

2. 夹食滞

卫分证兼食滞，临床颇为多见。或由感受外邪后甘肥不禁，变生食滞；亦有素来胃失健运，复感外邪，邪郁表卫，食停中焦，热难骤解。除卫表证外，多兼恶食、吞酸、嗳腐、脘痞、舌苔白腻而厚。汗法中当参以消食，如平胃、保和之类，甚则可配厚朴大黄汤以通腑除积。

3. 夹痰湿

卫分兼痰湿，多系平素痰饮宿疾之躯，复感温热毒邪。辨证时见昏冒、眩瞀、痞闷满急、脉象滑盛、舌苔黏腻者，常取宣表透汗剂中加温胆汤。

4. 夹郁结

一般女子多于男子，临床多见周身倦怠、胸胁苦满、舌燥咽夹、五心烦乱、舌红少苔、脉细数无力症。热象高时，可见惊惕肉瞤。治宜疏表透卫之中加入丹皮、山栀、薄荷、青橘叶、绿萼梅等疏郁之药。

三、把气分关，阻截变症

温病卫气营血是对外感类疾病传变的高度概括。经大量资料分析表明，外感证候表现以气分证为最多，其次为卫分证。证在卫分，病位在表，属于外感热病中邪正斗争的初起，治疗及时得当，基本不发生逆变。温邪离卫入里，或病初即见气分证，里实热盛，如不加阻遏常有逆传变症的危险。因此，把握住气分高热关，用药制止逆传即能大大减少急痛、急性出血、厥脱的发生。逆传之初，常以痉惊为先兆，热毒内侵应严密观察机体的反应性，数法联用，围追既病，不使滋蔓，阻截变症，先法制病。同时主张"安内攘外"治则，救疗必须兼备两手，"战不嫌狠，抚不嫌稳"。无论病毒、菌毒、热毒，病机均在一"毒"字上，毒不去则热不清，毒入里则变症起，故当未雨绸缪发于机先，务使未受邪之地稳住，不致正怯邪陷。

鉴于邪入气分高热的主要病机是毒随邪入，热由毒生，热毒相搏，瞬息传变，故颜老主张里热始盛即用生石膏，剂量宜大。石膏能迅速祛除病因，杜绝热势的蔓延。热在气，出现热、渴、咳、喘，可投麻杏石甘汤，开宣肺气，辛凉泄热，但化痰之力尚嫌单薄，每配伍葶苈子以劫肺实痰壅。如从上呼吸道下行感染，可合肺炎方（开金锁、鱼腥草、虎杖、百部、鸭跖草、半枝莲）同服，治肺炎高热神效。若痰热壅阻，肺气失肃，腑道为之秘结，热难泄越，常用宣白承气汤，以杏仁、蒌皮宣肺化痰，大黄、石膏清热攻下。阳明热盛，烦渴引饮，面赤恶热，汗出舌燥，脉洪有力或滑数者，投白虎汤。阳明壮热不衰，疹出累累，加羚羊角、金线重楼、薄荷、连翘、蝉蜕、僵蚕。热势内逼营宫则加玄参、犀角、紫草、大青叶以防斑毒内侵。热伤液涸加鲜生地、玄参、麦冬。伤暑高热，气液大伤加洋参、麦冬、芦根、竹叶。表里俱热，邪热鸱张，面赤目红，躁扰不安，谵语声洪，脉大，斑疹隐隐，三黄石膏汤用大剂石膏，佐三黄、栀子、麻黄，治热郁营卫、气盛三焦，此方洵为良剂。身壮热，头痛如劈，烦躁若狂，神昏谵语，大渴引饮，唇焦舌绛，六脉沉伏而数，属风毒大疫，往往热不为汗衰，发疹发斑，颜老以清瘟败毒散，引白虎、黄连解毒、犀角地黄汤方合而为一，具清热败毒退瘟、凉血救阴透邪之功，石膏可重用达 90g，其入胃布走十二经，热淫所胜，非此莫属。温燥伤肺，时时高热，干咳无痰，体表如炽，咽干舌燥，用喻嘉言清燥救肺汤，其中石膏清热，复以润肺滋液之品，沃焦救焚，例为首推；或与百合地黄汤同用，治热发无定时，借此二味甘苦之性，以敛燥气之游弋。暑湿弥漫三焦，身热面赤耳聋，胸闷脘痞，下利稀水，小便短赤，蒸淫之气上迫清窍，时时昏闷，湿热蕴阻中焦，热逼汗濡，身形拘急，用新方三石汤，其中石膏配滑石、寒水石、杏仁、银花、通草、赤苓以清利湿热，宣通三焦。

四、邪贵早逐，下不厌早

颜老在治疗急性热病过程中，非常推崇"客邪贵乎早逐"，"逐邪勿拘结粪"，"勿拘于下不厌早"之说，下法用之得当，各种病理损害都可随通腑泄热而缓解。颜老认为，湿热阳邪，性最炎上，难得下行，如能藉腑气通，大便畅以下泄，正是病邪之有去路，故诊治外感热病，忌用闭塞表窍之药，即使传入三阳三腑，仍要留祛邪之路，因势利导。从临床角度看，某些温热病传变至速，采用卫气营血按部就班，往往只能追随病势而疲于奔波，若早用下法则能遏制病情向纵深发展。如表证渐罢之际，患者虽已得汗，恶寒头痛体疼等表证改善或已解除，但发热仍不清不解，"得汗后"与"热不退"是两个重要指征，说明病势有

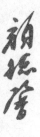

可能会进一步发展，急取凉膈散方，一面清解肌表无形之热，一面消导肠胃有形之积，免得邪毒入里，胶结不化，酿成难分难解之势，而已成气血两燔之候。此时若得不到及时控制，将会在短期内，快则一二小时（常发生于儿童及老人），病人即可见风动痉厥的症状，不可不慎防。急予两清气营，解毒护阴，并及时清涤腑道，坚壁清野，热势必孤，大黄在所必用，三承气汤量其症势轻重而定。若遇便下色深如酱，其味恶臭者，仿热结旁流例，投大承气汤，极有效验。

五、泄热清营，旨在保阴

颜老认为，伤阴是高热的基本病理变化之一，阴液耗伤程度的轻重，直接关系疾病的转归和预后。因此，防止阴液损耗，对伤阴进行正确治疗是提高疾病疗效的重要环节。临床上，温邪无论在卫在气，还是入营入血，"祛邪泄热"均可祛除伤阴之原始动因，"清营养阴"可作为保津护阴之主要措施。邪在气分亟宜清透；入营之后阴津暗耗，清热解毒尚须兼泄兼补，泄中兼透，宜黑膏汤加味；泄中兼清，安宫牛黄取之；泄中兼潜，至宝丹最宜。温邪直入营血，高热外伤气液，烦躁内耗阴液，则撤营分邪热最宜，同时兼顾养阴，方药宜清营汤加紫草、大青叶、天冬、鲜石斛。然清营汤清营宫之热有余，救离位之阴不足，故嘱病人同时呷服洋参汤、鲜生地汁、荸荠汁、藕汁、鲜苇茎汁、雪梨浆等以液救液，如有大便不畅，取玄参、麦冬、生地、生首乌、怀牛膝、虎杖滋血中之燥，润肠道之枯。温热病末期，肺胃阴伤尚易恢复，养胃汤、沙参麦冬汤加鲜稻叶、川百合。至肝肾阴亏则堪足虑，真阴不足，虚阳亢奋，每用三甲复脉介类潜阳、咸寒救阴取效。临床证实这类方剂都有清营泄热、护津保阴作用，疗效肯定。

第三节　颜德馨急性热病诊治经验

一、常见疾病诊治

1. 祛风清热解毒法治疗感冒

感冒之名，见于北宋《仁斋直指方论·诸风》中，然类似感冒之描述，在《内经》中即有，如"风邪百病之始也……风从外入，令人振寒汗出，头痛，身痛，恶寒"。迨至清代温病学说兴起，不少医家认识到本病与感受时行之气有关，《类证治裁》更明确指出对"时行感冒"治疗总不外乎祛风解表之法。

颜德馨教授认为，风邪虽为六淫之首，但在不同季节，往往夹四时不正之气而入侵。春季之温、夏季之暑、秋季之燥、冬季之寒和梅雨之湿，固是自然界之变化，但在四时之中，又有气候失常之时，如春应温而反寒、夏应热而反凉、秋应凉而反热、冬应寒而反暖，非其时而有其气，人感乖戾之气，都能入侵人体而致病。另有感受疫气者，则高热、口渴、阵阵剧咳，甚则呼吸困难、紫绀、咯血、舌红脉数，更不可作"伤风"治，故曰"四时感冒务名时气疫气"。

其治四时感冒，首辨寒热虚实，总不忘乎时气疫气，故喜用清热解毒，但常灵活变通。若风寒遏表，症见高热无汗、形寒、头痛、鼻塞流涕等，则用宣肺开泄腠理，倡以寒温并用，如羌英汤发汗退热，亦可用于风热不著者，投之辄效；若风热袭肺，症见高热面赤、汗出气粗、咽痛等症，投银翘散、抗毒饮常效。银翘散可日服 2～3 剂；抗毒饮为经验方，由羌活、大青叶、黄芩、白芷、苦参、蛇床子等组成，具有抗病毒作用，尤其适用于流行性感冒。发汗用药首推羌活、清水豆卷，加柴胡可促使发汗退热；若高热久而不衰，上病下取，釜底抽薪亦为良策，外邪闭肺，热不得泄，出现高热、气粗、张口抬肩等症，用泻腑之法，常能使邪从下走，以达到退热祛邪之目的。

然老人感冒，又当别论。盖老人肺虚，外感时邪，易伤肺阴，且常反复不愈。古方人参败毒散、参苏饮虽治虚人感冒，但药性偏于温燥，仍非所宜。而陈士铎《辨证录》中加味补中汤一方，临证用之多验。该方由黄芪、白术、麦冬、当归、党参、柴胡、花粉、陈皮、茯苓、升麻组成。主治虚人感冒，持续不愈，或易于感冒，时作时辍，头痛鼻塞，畏寒倦怠，午后低热，咳嗽胸满。若表邪重者可酌加荆芥、防风、苏叶。

2. 清肺活血化痰法治疗急性肺炎

急性肺炎涉及中医学"风温"、"咳喘"、"厥脱"等范畴，病初多见发热、恶风寒，咳喘，胸痛，口渴，倘若失治误治，病邪入里，则见高热呓语、神昏肢厥等证。辨证虽有卫气营血之分，但其病机总由温邪直袭肺卫，热毒与气血相搏而为病，其主症高热、咳喘、脓痰均与热毒有关。热毒搏结营卫，卫强营闭而高热；热毒壅遏肺道，气失肃降而咳喘；热毒灼伤津液，炼津煎液而为脓痰。故治疗急性肺炎，当从热毒袭卫，痰瘀壅肺立法，颜老自拟肺炎方，疗效显著。

肺炎方由半枝莲、鸭跖草、开金锁、鱼腥草、虎杖、百部等药组成。方取半枝莲、鸭跖草为君，其性味苦寒，功效清热解毒，善退热毒之邪；开金锁即金荞麦，与鱼腥草均为治疗肺痈良药，既能清热解毒，又可活血化瘀，辅助君药增强清肺解毒之力；肺与大肠相表里，故佐以虎杖泻腑通便，俾邪有出路；使以百部，润而不燥，开泄降气，化痰止咳。诸药合用，共奏清肺解毒、活血化痰之功效。若恶寒无汗者，加羌活发汗退热；高热便秘者，加生大黄通便泻下；咳喘甚

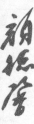
者，加葶苈子直泻肺势。

3. 清热通络法治疗急性风湿热

风湿热的临床表现与"痹证"相似。《素问·痹论》对痹之成因、病机、传变均论之详尽，但多责之于寒，自《圣惠方》、《圣济总录》明确列出热痹一门，颜老深应其旨，治疗风湿热倡导急者以清以透为法，缓者宜活宜化为治。

（1）急者以清以透，阻其内舍：热痹势急证重者，其性属火，心为火脏，每易同气相求，内舍其合而致心气耗伤，心脉痹阻，危人寿哉。治疗上应以清透为法，促其外透。其深重者取法千金犀角汤，较重者则取桂枝白虎汤、苍术白虎汤法。用药多取甘寒苦寒之品，关节痛如虎咬则喜重用生甘草9~12g，取其清解甘缓之功；热毒深重则加用六神丸清解热毒，预安未受邪之地；如高热咽痛红肿者则必强调宣解上焦风热，求其透达，不使内陷；痛呈游走者，赏用羚羊角，重症者多获挽救。

（2）缓者宜活宜化，顾其正气：痹证初起多以邪实为主，病位多在肢体、皮肉和经络，久则病多深入筋骨或波及脏腑。颜老宗叶氏"久病入络"，"凡新邪宜急散，宿邪宜缓攻"，治取桂枝白虎法合活血化瘀、虫类搜剔之品以著其势，证势一缓则取益肝肾、养气血为主，以善其后。如骨节发热，以肾主骨，取黄柏泻肾火，下肢则多用三妙丸；因痹在四肢，故多用"以络通络"之络石藤、丝瓜络、海风藤、忍冬藤类；骨节变形，则喜用虫类搜剔、活血化瘀之品如蜂房、地龙、地鳖虫、鬼箭羽、全蝎、蜈蚣、蛇类等；关节肿胀，停痰积水者，习用防己、生苡仁；镇痛则每用川草乌、生半夏、乳没之辈，尤喜用自制龙马丹（马钱子、地龙、地鳖虫、全蝎）多获奇效；亦常重用生甘草既取其缓急止痛，又可缓和川草乌之燥性，用炙甘草令其"甘守津还"。

4. 清热活血解毒法治疗感染性发热

《金匮要略》谓"热之所过，血为之凝滞"；"病者如热状，口干燥而渴，其脉反无热，此为阴伏，是瘀血也"。王清任亦谓"血受热则煎熬成块"。火热之邪能灼伤血脉，溢血脉外致瘀；或壅滞气机，煎熬血液成瘀；瘀血郁结也可蕴热化毒，形成瘀热、瘀毒之证，可见于各种创伤性炎症、病毒感染、变态反应性疾病等。

颜德馨教授认为各种感染性发热，若多用寒凉，往往会导致血受寒则凝之弊，治疗用药则主张"温病用凉药需佐以活血化瘀之品，始不致有冰伏之虞"，于清热解毒方药中加入丹参、丹皮、桃仁、赤芍等化瘀之药，既可提高疗效，又能防止清凉太过，凝血致瘀之弊，故《读医随笔》谓"叶天士谓热病用凉药，须佐以活血之品，始不致有冰伏之虞"。而瘀血郁而发热则属内伤发热，起病缓慢而缠绵，久治不愈，因血瘀部位不同则发热程度也有所区别。临床则以仙方活命饮、清营汤、犀角地黄汤、清宣瘀热汤、犀泽汤等辨证施治，俾瘀消热去，气通血活。

5. 清热凉血法治疗血液病高热

颜德馨教授在治疗血液病出现高热和出血，贯彻了"药不厌凉，凉不厌早"的思想。高热出血可导致疾病恶化，甚至死亡。因此，能否及早有效地控制高热、制止出血，是治疗血液病成败的关键。何谓早？颜老从临床中观察到，凡病人脉象从细缓转为洪数、弦滑，并见烦躁、失眠、遗精等症，往往是急性发作的先兆。其中，脉象洪数最重要。此时，即使未见高热，血象尚未变化，亦应及早投以甘寒重剂，清泄高热于无形之中，控制出血，以免病势蔓延。一旦热症、炎症并见，血象明显变化，舌质红绛之时方进凉药，恐已鞭长莫及。

血液病死亡多在营分和血分阶段，直接招致死亡的原因有二：一为外感邪毒，毒盛化火，灼伤血络，迫血妄行，妄行莫制；另一为阴虚后期，内热血燥，血海空虚，邪扰不宁，里外交侵，气血两燔致阴阳双竭。因此，阳明气分是邪、热、毒、瘀交混之区，早投甘寒重剂，可清热于无形，防止出血、劫阴等变证，有利于病势之逆转。何谓凉？因血液病之高热及出血非同一般，非药性凉、剂量大不能控制。故在临床上竭力推荐石膏、大黄二药，谓"石膏泄在经之热独擅其长，大黄通在腑之热堪称良将"，疗效颇验。颜老曾治一例再生障碍性贫血高热，石膏用至三斤，高热始降。或习以大剂清热解毒之品如犀角、羚羊角、石膏同进，紫雪同用，每每可使热清血止，病情趋于稳定。

6. 通下泄热开窍法治疗感染性休克

急性热病出现感染性休克，其表现类似热厥范畴。厥之共同特征是手足厥冷。其不同者：热厥则兼见发热、烦渴躁妄、胸腹灼热、溺赤便秘、便下腐臭、苔黄舌燥、脉数等候，属阳证；寒厥则畏寒蜷缩、神情淡漠、身冷如冰不独四肢、尿少或遗溺、下利清谷、面色晦暗、舌淡苔白、脉微欲绝，属阴证。《素问·厥论》谓"阳气衰于下为寒厥，阴气衰于下则为热厥，备论厥旨矣"。

颜老论厥，辨在邪气，寒厥宜温，热厥宜攻。通下、泄热、开窍，为六淫外邪内侵致热厥之三大治则。治邪实热盛及腑实燥结，仲景用白虎汤、承气汤足为后世绳墨，后之增液承气、宣白承气、护胃承气、陷胸承气、牛黄承气及新加黄龙汤亦各具心法，用于阳明热结、上扰心神之昏厥，疗效显著。而热陷心包，"三宝"抢救又常建功勋，紫雪、至宝、安宫牛黄均系芳香辟秽、清热解毒、开窍定痉药配伍组成。紫雪解热镇痉之力最宏，高热昏迷、烦躁抽搐者当为首推；至宝丹荟萃诸多灵异，兼有安神、定痉、醒脑作用；安宫牛黄丸开窍豁痰、清热泻火之力尤著，近已制成"清开灵针"、"牛黄醒脑针"，对重症昏迷及休克、热毒壅闭、神明受制取用"旧三宝"仍不理想者，经剂型改革后治疗有一定突破。颜老抢救正气尚存，热毒鸱张类病例的成功率颇高；对正不敌邪者，主张"有是证，用是药"，治疗当扶正与剿邪兼顾，即一方面取独参汤固本扶元，另一方面则取清热开窍通腑诸法祛邪，从而达到邪去正安的效果。

二、临证用药心得

1. 解表类药物

解表类药物总的作用为"开腠透邪"，具体地说有发汗、疏表、透疹、散邪等作用，在急性热病初期伴有表证时应用较多。其一方面可使温热之邪在表而解，以免传变入里；一方面透邪外出，使已入里之邪易清易泄，加快疾病向愈的病程。

（1）辛温解表类：临床常用的有麻黄、桂枝、羌活、荆芥、防风、香薷、苏叶、白芷等。颜老在临床上喜用羌活，誉之为"发汗要药"，治疗外感发热性疾病，与清热解毒类药物合用，既提高疗效，又避免了凉遏冰伏之弊，如著名经验方羌英汤、抗毒饮。从现代药理研究来看，羌活水提液有一定的抗炎镇痛作用，羌活提取物具有显著的抗金黄色葡萄球菌活性的作用。

（2）辛凉解表类：常用的有薄荷、牛蒡子、蝉蜕、淡豆豉、桑叶、菊花、柴胡、升麻、葛根等，此类药物多属轻清发散之品。薄荷辛凉，疏风散热，辟秽解毒；豆豉苦、辛、凉，解表除烦，宣发郁热。颜老治疗温病后期邪伏阴分常用淡豆豉、薄荷两味，宣散伏邪，应用时多与鲜石斛同打，与鲜生地同用，辛透甘寒同用，透邪而不伤津。

2. 清热类药物

在急性热病的治疗中，清热法是祛除邪热的主要方法之一，应用十分广泛。具体地说，有清宣透热、清热泻火、清热解毒、清营凉血、畅通气机等作用，并通过祛除邪热，达到保阴、止渴、除烦的作用。但其临床运用必须辨别邪热所在的部位，并按邪热在卫、气、营、血的不同阶段而用不同的清热药物。

（1）清热泻火类：性味多辛寒或苦寒，能清气分热，适用于急性热病具有高热、汗出、烦渴、谵语、发狂、小便短赤、舌苔黄燥、脉象洪实等证候，并包括一些由于肺热、胃热、心热、暑热引起的多种实热证。常用药物有石膏、知母、芦根、天花粉、竹叶、栀子、夏枯草等。

（2）清热燥湿类：性味多苦寒，苦能燥湿，寒能清热，主要用于湿热证。常用药物有黄芩、黄连、黄柏、白头翁、苦参等。

（3）清热解毒类：本类药物具有清热解毒作用，适用于各种热毒病证。临床上常用药物有金银花、连翘、蒲公英、紫花地丁、大青叶、青黛、板蓝根、穿心莲、半边莲、鱼腥草、金荞麦、鸭跖草、牛黄、贯众等。

（4）清热凉血类：此类多为苦甘咸寒之品。具有清解营分、血分热邪的作用。主要用于血分实热证。温热病热入营血，血热妄行，症见斑疹和各种出血。临床常用犀角、生地、玄参、丹皮、赤芍、紫草等。

（5）清虚热类：主要用于阴虚内热病机所表现的发热、骨蒸潮热、手足心热以及口燥咽干、虚烦不寐、盗汗、舌红少苔、脉细数等症。亦适用于温热病后期，邪热未尽，伤阴劫液，或发热、夜热早凉等。临床常用青蒿、白薇、地骨皮、银柴胡等。

颜老指出，清热类中药在急性热病中的运用最为广泛，且近年来许多药理实验也证实，不少清热解毒药有较强的抗菌消炎、抑制病毒的作用，国内因此广泛应用大青叶、板蓝根治疗流脑、肝炎，用贯众、银花、连翘治疗流感、疔肿，用黄连、黄芩治疗肠炎、痢疾，用穿心莲治疗钩端螺旋体病等，并且发现这些中药在集体预防性治疗中，可终止一些传染病的流行。但应当注意，目前医学界有这样一种倾向，认为一切感染性疾病均存在着热毒，即西医所谓的"炎症"，主张一律采用清热解毒药治疗，甚至把许多抗菌消炎、抗病毒的清热解毒药重叠在一起组成方剂，来治疗急性热病，忽视了辨证用药的原则，从而贻误了病情，影响疗效。这就说明，中医治疗急性热病，必须遵循理法方药、辨证论治的原则。在临床实践中，不仅清热类药物能治急性热病，往往在辨证论治的基础上，清热与他法如祛湿、攻下、活血、扶正等联合应用，更可获得明显的抗感染作用。只要掌握辨证用药的规律，自能运用自如。

3. 祛湿类药物

急性热病具有湿热证候，朱丹溪曰："六气之中，湿热为病，十居八九。"清代医家薛雪立湿热为专论，指出湿热病邪从表伤者十之一二，由口鼻而入者十之八九。故湿热是感染性疾病的一种重要的致病因素。祛湿法在温病中运用广泛，如急慢性肝炎、急性胆道感染、伤寒、副伤寒、呼吸道感染、泌尿道感染等疾病，常以此法进行治疗。

（1）利湿类：叶天士治湿病，用苦辛温治寒湿，苦辛寒治湿热，概以淡渗佐之，指出利湿药在治疗湿热证上的重要地位。颜德馨教授根据这个治疗原则，用土茯苓甘草合剂治疗钩端螺旋体病、用茵陈四草汤（茵陈、金钱草、木贼草、车前草、败酱草）治疗急性黄疸型肝炎、用甘露消毒丹治疗流感等均获得较好疗效。实践证实，急性热病与湿热证有关，如仅用清热解毒药徒清其热，则热去湿存，病情缠绵难愈，而权衡湿、热之偏重，采用利湿、清热兼顾之法，则湿去热退，病邪渐趋清除，且不易反复。

（2）辛开苦降法：湿热证的治疗方法，除了清热利湿法以外，最常用的就是辛开苦降法。古人曰："湿热之邪，非辛不通，非苦不降。"苦辛法最早见于《伤寒论》三泻心汤及黄连汤诸方，选黄连、黄芩、山栀等苦寒药与干姜、厚朴、吴萸等辛温药同用，泄中有开，通中能降，善解郁聚之热，使气机畅利，湿浊消除，是治疗湿热证的一种有效方法。辛温药用于湿热证似乎不妥，但湿热交阻，阳气不宣时，必借辛温药以展开气机，通阳宣气，使湿热从中散达。颜老在临床上以舌苔湿润或干燥而定辛温药用量：舌苔厚而湿润，辛温药用量可大；舌苔厚而干燥，辛温药用量宜轻，以免助热伤津。

4. 攻下类药物

早在《内经》中就有了攻下法治疗急性热病的记载，如《素问·热论》说热病"已满三日者，可泄而已"。在《伤寒论》中，攻下法的运用已取得了很高的成就，不仅对攻下法的使用宜忌进行了较深刻的分析，还制定了许多攻下方剂，如三承气汤、大陷胸汤、桃核承气汤等。而吴又可最为推崇下法治疗急性热病，其在《瘟疫论》中指出："应下之证，见下无结粪，以为下之早，或以为不应下而误投下药，殊不知承气本为逐邪，而非为结粪设也。如必俟其粪结，血液为热所搏，变症迭起，是犹养虎遗患，医之过也。"所以他主张，瘟疫以祛邪为急，逐邪不拘粪结。因为病邪在气分不从外解，必致里结阳明，邪热蕴蒸，最易伤阴化燥，及早应用攻下药，可以迅速排泄邪热毒素，促进机体早日康复。

（1）攻下目的：攻下药在急性热病上的应用，主要目的是祛逐邪热，而下燥屎、除积滞仅是其次要作用。

（2）适应证：颜德馨教授根据临床经验，提出在急性热病中应用攻下法的标准是：①发热、大便秘结在两天以上，或虽有大便，但质硬干燥，下之不畅者；②腹部灼热板滞，按之微感疼痛，或拒按者；③舌苔干燥、黄腻，根部较厚者。

（3）应用心得：临床常用攻下药有大黄、枳实、芒硝、槟榔等。大黄味苦，性寒，具有泻下攻积、利胆退黄、清热解毒、凉血止血活血的作用。颜老认为，大黄具悍利之性，拥将军之称，能降气泻火，直折其势。曾用大剂量生大黄治疗急性胰腺炎，按急症急攻为原则，一般一次量为10g，每天至少用30g，还可参照症情加量，以舌苔黄腻程度及大便次数为调整药量标准，疗效显著。又如治疗肝炎，加用大黄通利，有利于肝功能的好转；治疗早期肠伤寒采用大黄为主的通导方法，不仅不会诱发肠出血、肠穿孔等并发症，反而能清除肠中积粪，消除病菌，减少或防止这类并发症的发生。在感染性高热中运用大黄，颜老总结出三条经验：急下护阴存阳，急下疏理气机，急下热、毒、瘀并消。

5. 活血化瘀类药物

自《伤寒论》中提出外感热病热瘀结于下焦的蓄血证后，历代医家对温病血瘀理论不断深化。至叶天士明确提出了温热病中"瘀血与热为伍"的病证，强调"当加入散血之品"，并把"散血"列为血分证的重要治法之一。王清任在《医林改错》中对血瘀证作了进一步论述，创活血化瘀新方二十余首，其中如解毒活血汤、急救回阳汤、通经逐瘀汤等都可用于外感热病。这样，活血化瘀药的抗感染作用越来越引起临床重视。

（1）应用原理：在急性热病病程中，无形邪热每附于有形之物，不祛除有形之物，邪热也不易解。戴天章曾说"时疫转里，而后瘀血最多"，故活血化瘀药的作用一方面在于活血通络，另一方面也为了使邪热便于外泄。

（2）应用心得：颜德馨教授认为，卫气通于肺，营气通于心，肺朝百脉，关系全身经脉流注，不论入气入营，热灼气营是常见的病理现象。临床活血化瘀药物的抗炎、排毒、改善局部血循环等作用应予充分肯定。从目前临床分析，单纯中药清热解毒，或单纯西药抗生素的截断治疗，疗效不佳，而采用清热解毒、活血化瘀、宣风驱邪、畅利肠道等综合方法辨证治疗，对挫热、防变、救危更为理想。

（3）药理研究：目前已初步证明不少活血药具有抗感染作用。如川芎对宋内痢疾杆菌和伤寒杆菌有抑制作用，丹参、赤芍、虎杖、红藤等对金黄色葡萄球菌、大肠杆菌、痢疾杆菌、伤寒杆菌等均有不同程度的抑菌作用，丹皮、赤芍、川芎、虎杖等有抗病毒作用。实验证明，活血化瘀复方能减少炎性水肿，减少慢性炎症肉芽肿的增生和降低炎症时血管通透性，认为这是在调节机体反应的基础上达到抗感染的目的，反映了活血药在抗感染中所起的独特作用。

6. 扶正类药物

（1）治疗心得：颜德馨教授根据"久病必虚"机理，制定出在感染性疾病中应用扶正药的标准：①体质虚弱，反复感染者；②感染日久不愈，或用其他药治疗效果不显者；③胃纳正常，受补者。其自创的芪众颗粒（主要成分为黄芪、贯众）在防治非典型肺炎过程中，获得了良好效果，体现了中医治未病的思想。

（2）研究方向：在抗感染方面，除从微生物观点出发，进行中药抑菌、抗病毒等筛选工作外，还应重视中医中药在调整机体功能方面所起的重要作用。从调动机体内因，增强网状内皮系统吞噬功能方面去找寻有效中药，提高机体的免疫功能，是研究中医中药治疗急性热病的一个重要途径。

（3）实验研究：临床实验表明，党参、白术、茯苓煎剂内服，能使自然玫瑰花瓣形成率及植物血凝素诱发淋巴细胞转化率显著上升，能使血清免疫球蛋白 G 含量较显著上升，说明其有促进细胞免疫和提高体液免疫功能的作用。又如黄芪对某些病毒有一定的抑制作用，这种作用不是对病毒本身的灭活，而是通过细胞的内因发挥对病毒繁殖的抑制作用。因此，认为黄芪的用途为：①可考虑作为一种特异性免疫的佐剂使用；②可考虑用于各种病毒感染后期，使组织细胞迅速修复；③可作为某些病毒感染的预防药。这些资料说明中医"扶正"的理论是正确的，"扶正"在抗感染中是重要的和必要的。

《灵枢·论勇》说："有人于此，并行并主，其年之长少等也，衣之厚薄均也，卒然遇烈风暴雨，或病或不病，或皆病，或皆不病，其故何也……薄皮弱肉，不胜四时之虚风；皮厚肉坚，不伤四时之虚风。"明确指出外界各种致病因素只有通过机体内部的作用，才能贼害人体，如玉屏风散就是一张治疗体虚感冒的有效方剂。又如治疗疮疡，不单纯注意局部的病变，而且应重视整体情况：若患者病前或病程中体质较虚，即使局部红、肿、热、痛较为明显，治疗上亦应在清热解毒的同时，兼顾正气；若疮疡已溃，排脓较多，患者体质由强转弱，随着矛盾的转化，治疗当侧重扶正固本，以增强体质，促进创口愈合。只有正确处理疾病与体质、局部与整体的辨证，才能取得较好的临床疗效。

第四节 颜德馨急性热病验案举隅

一、外感高热

桑某 男 56岁

病史：有肺结核史。近两年来，每遇冬季易发咳嗽，本次因外出施工淋雨受寒，旋即恶寒、发热、无汗、咽痛、咳嗽，迁延半月，症状加剧；伴周身骨节酸楚，胸痛，咽痒而燥，口干不欲饮，纳差，大便干燥。曾以银翘散加味治之，热不减。因体温高达39.6℃，而于1985年2月7日前来门诊。

初诊：恶寒发热，无汗，咽痛而咳；且有周身骨节酸楚，口干不欲饮，纳差，面赤神清，呼吸气粗，舌红苔白腻，中微黄，脉细滑数。寒湿侵袭肌肤，蕴而化热。治以散寒祛湿，方用羌活胜湿汤加减。

处方：羌活9g，独活9g，荆芥9g，防风9g，杏仁9g，苡仁9g，藁本9g，桂枝2.4g，豆豉9g，蔻仁3g，川芎3g，银花9g，连翘9g，甘草3g。7帖

二诊：服药一剂，头面微微汗出，头重减，热渐退，腻苔小化，续进之，体温已降为37.6℃。外受之寒湿已解，蕴遏之湿浊未清。症见胸闷口苦，便溏纳呆，咳嗽，咯黄黏稠痰，舌红苔腻，脉滑。治以清化湿热，三仁合连朴饮加减。

处方：杏仁9g，苡仁9g，蔻仁（后入）3g，半夏9g，朴花4.5g，黄芩9g，黄连3g，桑白皮9g，紫菀9g，款冬9g，炙百部9g，桔梗4.5g，枳壳4.5g，青蒿9g。2帖

再服二帖后即热净神爽。

外感高热属中医急证范畴，用药如用兵，贵在神速，但以辨证正确为要。本例因冒寒受雨而起，前医曾用辛凉清热之银翘散未效，故论治不忌其"体温"之高、内热之盛、血象之异常，而重用羌、独、藁本散寒胜湿，药后得微汗而热解神爽，所谓"体若燔炭，汗出而散"也。

二、败血症

杨某 女 43岁

病史：两周前因感冒发热，畏寒，热势时有起伏，缠绵不解，汗出而热不退，伴恶心胸闷，体温高达40℃，经用复方柴胡针肌注、安乃近口服、庆大霉

素及氢化可的松静滴，热虽渐退，但停药复升，查血白细胞 $11.2 \times 10^9/L$，中性粒细胞 80%，血培养有大肠杆菌生长，遂诊断为"败血症"。

初诊：发热恶寒两周，汗出热不解，神疲胸闷纳呆，口苦喜饮，大便四日未行，舌红苔黄腻而垢，脉细数。湿热蕴蒸，留恋气分，卫分表邪未解，阳明腑邪胶结。治以表里双解。

处方：清水豆卷 9g，银花 9g，连翘 9g，川连 3g，白蔻仁 2.4g，杏仁 9g，苡仁 9g，生大黄 9g，黄芩 9g，鸡苏散（包煎）9g，甘露消毒丹（包煎）9g，芦根 30g。2 帖

二诊：前投清热化湿通腑之剂，热退身凉，恶寒已罢，胸闷亦减，大腑得行，苔仍黄腻而垢，脉细弦。续进清热化湿，以肃余氛。

处方：杏仁 9g，苡仁 9g，川连 2.4g，陈皮 6g，茯苓 9g，白蔻仁 2.4g，芦根 30g，神曲 6g，花粉 9g，广藿香 9g，佩兰 9g，白术 9g，枳壳 6g。3 帖

㉑

本例得痾于长夏，而渐入盛暑之际，湿热蕴蒸，留连三焦。体温虽高而恶寒未罢，故方中用清透之豆卷、鸡苏、银翘，配以大黄、黄芩泻心下之痞，腑气一通，诸症随解。选用"三仁"，意在宣通三焦之气化。方循治热性病之大法，未用任何抗生素而取效。此类病例积累越多，则发扬中医特色越有基础。

三、风湿热

例一　袁某　女　14 岁

病史：始而咽疼，不利饮咽，继之两臂及肩部关节肿痛，不利伸屈，拒按，脸部及胸背大片红斑，边缘清晰，压之不退色，扁桃体红肿，心率 110 次/分，不规则，血压 100/50mmHg，入院前三天曾以手臂肘关节红肿疼痛而住外科病房，体温 39.5℃，经内科会诊，拟"风湿热"转入中医科治疗。

初诊：风燥之邪入于营分，脉络不利，咽痛，肩臂关节红肿作痛，头脸及胸背红斑成片，痛痒交作，四日不更衣，脉浮数，舌红苔腻。风性善行数变，营血受灼，瘀而成痹。亟须化瘀通腑，疏风泄热。

处方：生军 12g，赤芍 9g，紫花地丁 30g，鲜生地 30g，丹皮 9g，秦艽 9g，连翘 9g，桔梗 4.5g，生甘草 6g，马勃 3g，芦根 30g，银花 9g，六神丸（吞）20 粒，茅根 30g。6 帖

服药后，症状全部消失而出院。出院时给服甘草粉，每服 1.5g，每日 3 次，嘱连服一个月，多年随访，未复发。

例二　赵某　女　11岁

病史：身热畏寒五天，咽疼，四肢关节酸楚疼痛，游移不定，以右膝关节尤甚，行走不便，微咳，心率每分钟 140 次，心尖区可闻一级收缩期杂音，血压 112/86mmHg，体温 38.3℃，血沉第一小时 32mm/h，第二小时 72mm/h。拟为风湿热收住入院。

初诊：行痹，关节疼痛，行路蹒跚，咽疼微咳，脉小数，舌质红绛起芒刺，苔薄黄，右腕关节可触及约 1.5cm 直径大小之皮下结节。风湿交蕴入络，瘀而成痹，已有化热趋势。亟须活血化瘀，祛风通络。

处方：赤芍 9g，丹参 9g，鲜生地 30g，当归 6g，丹皮 9g，牛膝 9g，独活 9g，黄芩 9g，丝瓜络 6g，茯苓 9g，甘草粉（另吞）1.8g。

服药三帖，体温已降至正常，痛势亦减，前方又续服九帖，血沉复查正常，心脏无杂音发现。出院时嘱再服甘草粉一个月善后，随访良好。

按

风湿热症状与中医"痹证"类似，痹始见于《内经》，巢元方加以发挥："风寒湿三气合而为痹。其三气时来，也有偏多偏少。而风湿之气偏多者，名风湿痹也。入腠理虚者，则由风湿气伤之，搏于血气，血气不行则不宣，真邪相击，在于肌肉之间，故其肌肤尽痛……"叙述了风寒湿入络后血行不宣的病理变化，痹即指血气不行。《内经》还有"脉痹"之说，论证本病与血分有关，临床上启用活血化瘀药物亦逐步发展，如宋代《圣济总录》始用没药治痹，明代又增加了全蝎、当归、赤芍，清代又加丹皮、牛膝、威灵仙等，近年来运用更为广泛。例一之臂肩关节肿痛与大片红斑乃瘀热之症，例二之关节疼痛与皮下结节亦为瘀结之象，用化瘀药物符合辨证论治。另取甘草缓急止痛，功不可没。

四、变应性亚败血症

冯某　女　6岁　1977 年 2 月 28 日初诊

病史：注射乙型脑炎疫苗后，于第三天发现高热。经作感冒、感染等处理无效后住院检查，确诊为变应性亚败血症。采用氢化可的松、促皮质素（ACTH）、地塞米松、强的松龙等激素治疗后，病情缓解，但减量或用量不当时，出现反跳现象。两年多来，患者反复发热，最高可达 40.9℃，最低可降至正常，每日体温波动 4℃左右，热退后精神如常。发热时均见皮疹，多见于手掌和足底，面部及躯干亦偶见，疹形多为红斑，亦有红点及荨疹样，热退后自消，不留痕迹，发热时关节疼痛明显，多见于肘、膝、腕、颈和腰部，每次发作受累部位均不相同。

白细胞及中性粒细胞增高，白细胞一般在 $20.0 \times 10^9/L$ 左右，最高达 $30.4 \times 10^9/L$，中性粒细胞 90% 左右，最高达 98%，血沉增快（120mm/h），黏蛋白增高（152mg/L），血清 γ 球蛋白升高，血培养多次阴性，抗"O"阴性，类风湿因子和抗核抗体阴性，心电图正常。近日再次发病，经口服强的松龙 30mg/d，病情始终无法控制，转来诊治。

初诊：患者高热面赤，手足红斑明显，关节肿痛尤以左手背、右下肢足背为甚，白细胞 $35.8 \times 10^9/L$，中性粒细胞 88%，舌苔灰黑而腻，脉细数。此乃风湿侵袭肌表，日久郁而化热，湿热搏结营分，气血不和所致。先从白虎历节风论治，取桂枝白虎汤加味。

处方：桂枝 4.5g，石膏 60g，知母 12g，甘草 12g，地龙 4.5g，虎杖 15g，桃仁 12g，红花 9g，赤芍 12g，苡仁 30g，马鞭草 15g，地鳖虫 4.5g，黄连 2.4g，黄芩 9g。14 帖

二诊：药后关节疼痛大减，体温反复在 37.5℃ ~ 37.8℃ 之间，皮疹明显消退，当日检查白细胞 $22.8 \times 10^9/L$，中性 88%，舌红苔腻，脉细弦。仍守旧制，加强凉血解毒之力。

处方：广犀角粉（吞）1.5g，石膏 30g，知母 12g，甘草 12g，桃仁 12g，红花 9g，赤芍 12g，马鞭草 12g，黄连 2.4g，黄芩 9g，地龙 4.5g，苡仁 30g，贯众 12g。14 帖

三诊：迭经祛风泄热、化瘀活络药后，关节疼痛大减，皮疹隐约起落，低热绵绵不退，饮食不馨，脉濡弦，舌苔黄腻满布。湿为黏腻之邪，湿与热合，最防缠绵。

上方加苍术 9g，续进。14 帖

四诊：经燥湿清热后，关节疼痛消失，便行正常，纳佳神振，低热不著，皮疹减而未除，血白细胞 $27.6 \times 10^9/L$，中性粒细胞 96%，舌红苔薄净，脉细弦。风邪初清，湿邪渐化，化瘀泄热，可无后顾之忧。参以滋养营血，乃攻不伤正之义。

处方：铁树叶 30g，莪术 9g，马鞭草 18g，七叶一枝花 30g，甘草 12g，黄芩 9g，胡黄连 4.5g，知母 12g，花粉 12g，生地 18g，天冬 9g。

牛黄解毒片，每次 2 片，一日 2 次，口服。

自服上方后，体温已恢复正常，亦无皮疹出现，白细胞 $8.7 \times 10^9/L$，中性粒细胞 75%，上方去牛黄解毒片续服。两周后复查血象，白细胞 $8.8 \times 10^9/L$，中性粒细胞 69%，淋巴细胞 31%，血沉 3mm/h，随访两年，血象、症状俱呈稳定，已入学。

按

变应性亚败血症是一种较为少见的综合征，临床上以反复发作的高热、皮疹及关节症状为主症，并有白细胞及中性粒细胞增高等特点。中医学虽无变应性亚败血症的类似记载，但可根据临床表现进行辨证论治。本例治疗可分为三个阶段：初诊时，高热、皮疹、关节疼痛、苔腻、脉数等，表现为风湿化热夹瘀蕴结营分，故先投疏风清热、活血化瘀之剂，从热痹论治。初剂即效，继之湿阻的现象突出，故在原方中加苍术以兼顾。风湿减退后，第三疗程化瘀泄热，滋养营血，剿抚兼施，贵在辨证而见效。

五、重症 SARA

上海在 2003 年 4～5 月间，发现了 8 例 SARS 病人，其中 7 例为重症患者，死亡 2 例。当时的形势非常严重。上海中医界 8 位专家在卫生局中医处的领导下，分批进入上海市传染病医院，直接参与其中 6 例病人的抢救治疗，此间受到了颜德馨教授的指导。从 SARS 患者的发病特点、传变规律，及不同病人的症状特点等方面进行了仔细的观察，通过辨证辨病论治，取得了很好的疗效，挽救了病人的生命。

1. SARS 的病因和临床特点

SARS 是一种具有强烈传染性的疾病，属中医"温疫"范畴，其病因为疫疠之气，夹湿、夹痰、夹瘀，导致肺络痹阻，津液气血耗伤。其特点是致病力强，病变迅速，传播途径多从口鼻或皮毛而入，有特异的病变部位——肺脏。从脏腑辨证来看，初期以肺为主，以后涉及五脏。轻症伤以肺脾，重症五脏俱败。从虚实辨证来看，初期为邪实壅盛，以后随病情发展表现为虚实夹杂或正脱邪盛。

2. SARS 的病机及传变规律

虽然 SARS 是一种新的冠状病毒引起的急性传染病，但中医药防治瘟疫、热病的经验和理论，对 SARS 的防治也有着非常重要的指导意义，如吴鞠通《温病条辨》的"三焦辨证"理论。我们观察到病人在感受疫毒病邪后，临床上见有几种传变形式。

（1）病在上焦

早期（一般在发病的 1～7 天）：邪犯肺卫，其病机为"肺热内郁，风邪束表"。临床以发热，微恶风，头痛，咳嗽，脉滑数或浮滑数，苔薄为主要表现。

（2）病人中焦

①在早期（一般在发病的 1～7 天），部分患者病邪直入肺胃：其病机为

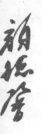

"肺胃热盛，湿浊内蕴"。临床以高热不恶寒为首发症状，伴咳嗽、气急，苔腻，脉滑数。

②在进展期（多出现在病程的 8～14 天），重症患者以"肺热腑实，痰浊瘀阻"为主。表现为气急，喘憋，大便秘结，腹胀，烦躁不安。

（3）病在下焦

①疾病若进一步发展，逆传、内陷，邪入下焦，则多表现为"内闭外脱，气阴耗竭"等危象，甚则死亡。

②若病人逐渐恢复，病情多表现为正虚邪恋，气阴两伤；或肺脾或肝肾不足，夹湿夹瘀为特点。表现为气短，乏力，肺部纤维化，贫血，低蛋白血症，脱发，骨关节损伤，忧郁，记忆力衰退等。

3. 重视"温病五大死证"，把握病情的变化

吴鞠通在《温病条辨》中分析了温病死亡的主要原因有五条，对临床有指导意义。一是"肺之化源绝者死"；二是"心神内闭，内闭外脱者死"；三是"阳明太实，土克水者死"；四是"秽浊塞窍者死"；五是"邪热深入，消烁津液，涸尽而死"。以上论述反映了吴氏对温病重症的认识，与 SARS 发病过程中出现的"变证"和"险象"颇为符合。如一例重症病人和两例死亡病人在病程中，都出现严重呼吸衰竭、急性左心衰和急性肾功能衰竭，表现为喘促鼻煽、脉搏散乱，甚则咳吐粉红血水、面黑、烦躁欲绝等"肺之化源绝"症状，或潮热、便秘、腹胀等"阳明太实，土克水"症状；病情危重时出现神昏、肢厥等"心神内闭，内闭外脱"的病机变化及危象。所以，我们对"五大死证"要加以重视，及时把握病情的变化，截断及扭转疾病的发展。

4. 辨证与辨病相结合，抓住疾病本质

由于在中医参与治疗时，有 5 例 SARS 病人都已不在疾病早期，而且都用了大量的激素、抗生素、病毒唑等药物，所以面对的病人是一个复杂的情况，既有病变本身造成的机体损伤，又有药物的副作用出现，往往在症状上看似简单，但当结合实验室检查时又错综复杂。西医用大剂量激素在短期内控制了高热，但并不意味着病情好转，也没有解决病人的肺部损伤、缺氧、多脏器功能损害，多种西药的应用带来了一系列不良反应，如血糖增高、血压增高、血浆白蛋白消耗及合成障碍、血小板减少、贫血、继发感染等现象。这给中医辨证带来了干扰，有许多假象出现。比如由于邪热壅肺，痰瘀阻肺，造成肺部损伤严重，缺氧明显，但由于病人限制在病床上活动、持续吸氧，所以一般主诉气急不明显，却在检测

指标上却有所反映，如轻微活动后心率加快、血氧饱和度下降、或血压波动；当然严重病人气急明显，伴烦躁不安，或出现神昏，虽然吸氧浓度高，机械通气支持，但难以改善。后期肺气不足，肾不纳气，痰瘀交阻，表现在病人 CT 提示肺间质纤维化，以及患者活动后气急，活动能力下降等；又如温热病邪侵入人体后，使体内气、血、津、液不断耗损，加上大剂量激素的使用，虽然病人胃纳都很"旺盛"，但查血却有严重的低蛋白血症，虽然补充大量人体白蛋白，也难以纠正，说明仍为水谷津液乏源，脾胃运化失司；虽然热病最易伤阴，由于大量补液及贫血，却不见有典型的红绛舌和镜面舌，多见淡胖舌。再如热入营血，可以动血耗血，尽管在症状上没有见到动血耗血症状，但却见到实验室检查血小板减少、贫血、3P 试验阳性，凝血酶元减少，严重者出现 DIC、急性肾功能不全、急性心肌梗死。表现为病邪内陷，肾阴耗竭，阴阳离绝之恶候。诸如此类的现象不能以一般中医的辨证方法来判断病情，所以在辨证施治时需要去伪存真，辨证与辨病，并与实验室改变、与 CT 改变、与预计可能会发生的变化要相互结合，才能抓住疾病本质。

5. 辨证施治为主，截断及扭转病情发展

我们对 SARS 患者的治疗中，注重以辨证施治为主，结合病人的情况，进行个体化的治疗；结合肺部的病理改变，进行针对化的治疗。其中截断扭转病情发展是治疗关键，既注意祛邪，更注意调护正气，使邪有出路。这样才能达到改善症状，阻断病情发展，提高临床疗效，减少激素使用量及其不良反应，减少全身并发症。

第 8 例患者是上海 8 例患者中唯一未用激素治疗的病例，在上海的 8 例患者中，经中医参与治疗的 6 例病人均控制症情，没有发生 1 例死亡，这也初步证明了中医药在防治 SARS 中起了重要的作用。

6. 中医药在 SARS 治疗中的优势

2003 年 10 月在由世界卫生组织（WHO）与国家中医药管理局联合主办的"中医、中西医结合治疗 SARS 国际研讨会"上，WHO 专家对中西医结合治疗 SARS 的临床疗效做出了实事求是的评价，认为"中西医结合治疗 SARS 是安全的"。其潜在效益主要体现在：减轻 SARS 病人的乏力、气短、呼吸急促等临床症状；可促进肺部炎症吸收；减低血氧饱和度低下的风险，使异常波动的 SaO2 趋于稳定；促进外周血淋巴细胞的恢复、提高 T 细胞亚群的水平；减少糖皮质激素和抗病毒药的用量及其副作用；减少谷丙转氨酶、乳酸脱氢酶和尿素氮异常发生率；单纯的中医治疗组治疗费用较单纯西医治疗组低。单纯应用中医治疗的普通型病例，未使用抗病毒药、抗生素、糖皮质激素和免疫调节剂，全部好转出院；在年龄、基础疾病大致相同的情况下，中西医结合治疗组的死亡人数低于单纯西医治疗组；在有机会接触 SARS 病例医护人员服用中草药预防的调查中，未发现 SARS 感染病例，并改善了感冒症状和生活质量；中医治疗在 SARS 患者恢复期增强体力、改善症状和肺部炎等方面有一定效果。在预防和恢复期治疗方面，迄今西医尚无针对性的治疗方法，中医有其独到之处。

第五章　颜德馨经验方的临床与实验研究

第一节　青英颗粒的临床及实验研究

一、绪论

急性上呼吸道感染是临床常见的呼吸道疾病，多由病毒感染而引起。其特点是发病快，易感性强，传播迅速，体温较高，咳嗽频繁。西医处理原则是退热、消炎和对症治疗，有时疗效甚微，对病毒感染则无特效治法，现阶段使用的药物主要有病毒唑、病毒灵、金刚脘胺等，但因部分药物应用剂量过大，故常引起烦躁不安、轻度头痛、精神难于集中和疲劳、红细胞被破坏等不良反应。

青英颗粒是由羌活、蒲公英、大青叶、鸭跖草四味中药组成的复方制剂，系颜德馨教授诊治发热类疾病的经验方。临床用于治疗上呼吸道感染、流行性感冒、大叶性肺炎所致的发热无汗、恶寒、咽痛、鼻塞流涕等症。全方具辛温发散、辛凉解表、清热解毒之功效，有寒热并用之特点，有别于以往辛凉之旨。四药相配，从感冒风热出发，大胆采用辛温药与辛凉药合用，在急性上呼吸道感染的治疗方面开辟了新的途径。

二、临床研究

（一）一般临床资料

采用临床流行病学调研方案，即多中心、随机、对照原则，选取同济大学附属上海市第十人民医院、东方医院、同济医院、龙华医院、曙光医院、岳阳医院、上海市中医院、瑞金医院、上海市天山医院、广东省中医院等十家医院，从2006年3月至2006年12月门诊或住院的急性上呼吸道感染患者，按随机原则分为青英颗粒剂组（治疗组）和感冒退热冲剂组（对照组），连续服药3天，进行疗效对比。一般情况如下：青英颗粒剂组105例，男性39例，女性66例，平均年龄35.57±1.34岁，治疗前中医症状平均积分21±0.63分；病情程度轻度22例、中度64例、重度19例，体温正常16例、轻度38例、中度41例、重度10

例。感冒退热冲剂组 55 例，男性 22 例，女性 33 例，平均年龄 36.51±1.46 岁，中医症状平均积分 19.11±0.80 分；病情程度轻度 18 例、中度 33 例、重度 4 例，体温正常 9 例、轻度 27 例、中度 18 例、重度 1 例。治疗前两组患者在性别、年龄、中医症状积分、病情程度、体温比较等方面均无统计学意义（均 P>0.05），具有可比性。

（二）临床试验方法

1. 诊断标准

感冒西医诊断标准参照《中药新药临床研究指导原则》，有感冒流行接触史，以局部症状为主，喷嚏、鼻塞、流涕，有时咳嗽、咽痛、声嘶、流泪等，全身症状可见恶寒发热、全身不适、头痛、头昏、四肢腰背酸痛或不明显。血象白细胞计数多正常或偏低。

感冒（风热证）中医诊断标准参照《中药新药临床研究指导原则》。主症：身热较著，微恶风，汗泄不畅，咽燥，或咽喉乳娥，红肿疼痛，鼻塞，流黄浊涕，脉浮数。次症：头胀痛，咳嗽，痰黏或黄，口渴欲饮，舌苔薄白或微黄，边尖红。

2. 症状、体征分级标准

症状、体征分级标准参照《中药新药临床研究指导原则》。发热：正常 0 分；轻度 3 分，体温 37.1℃~37.9℃；中度 6 分，体温 38℃~38.5℃；重度 9 分，体温 38.6℃~39℃。头痛：正常 0 分；轻度 3 分，轻微头痛；中度 6 分，头痛较重，持续不止；重度 9 分，头痛重，不能坚持工作。咽干痛：正常 0 分；轻度 3 分，咽干微痛；中度 6 分，咽干痛；重度 9 分，咽干痛甚。鼻塞流涕：正常 0 分；轻度 3 分，有堵塞感，声重，偶有流涕；中度 6 分，鼻塞流涕时有时无；重度 9 分，鼻塞流涕不解。恶风：正常 0 分；轻度 1 分，不需加衣；中度 2 分，需加衣；重度 3 分，需增加厚衣或加盖被褥。汗出：正常 0 分；轻度 1 分，微汗出；中度 2 分，汗出；重度 3 分，汗出多。咳嗽：正常 0 分；轻度 1 分，偶有；中度 2 分，时有；重度 3 分，频繁。口渴：无，0 分；有，1 分。乏力：无，0 分；有，1 分。肢体酸痛：无，0 分；有，1 分。全身不适：无，0 分；有，1 分。

体征分级标准：咽黏膜充血：正常 0 分，无；轻度 1 分，咽黏膜微红；中度 2 分，咽黏膜充血明显；重度 3 分，弥漫性充血，色鲜红。舌象：如实描述，不记分。脉象：如实描述，不记分。

3. 病情程度分级标准

参照《最新国内外疾病诊断标准》1992 年版制定。

轻度：主症发热、咽痛有一项达到轻度，但均未达到中度。中度：主症发热、咽痛有一项达到中度，但均未达到重度。重度：主症发热、咽痛有一项达到重度。

4. 纳入标准

符合西医普通感冒诊断标准；符合中医感冒（风热证）证候诊断标准；同时具有两项及以上主症（发热、头痛、咽干痛、鼻塞流涕）的临床表现；发病后 48 小时内；年龄 18 ~ 65 周岁；同意并签署知情同意书。

5. 排除标准

发病前有严重的心脑血管疾病、肝肾脏疾病、血液疾病、内分泌疾病、肺脏疾病、神经精神科疾病，如糖尿病、免疫性疾病、慢性肝炎或艾滋病等；慢性支气管炎、肺炎、支气管扩张、肺脓肿、慢性鼻炎等具有发热、咳嗽、鼻塞等症状的疾病；其他急性传染病；有酗酒或其他药物滥用者、精神病患者；妊娠或哺乳期妇女，过敏体质或对多种药物过敏者；已使用过其他药物治疗者。

6. 终止和撤除临床试验的标准

不能坚持服药者；试验中出现严重不良事件的患者；试验过程中出现严重的其他并发症者；症状变化，必须采取紧急措施者；患者主动要求退出临床试验。注：服药疗程过半，患者因疗效原因退出临床试验，纳入疗效统计。

7. 删除病例标准

未按规定服药，无法判定疗效；资料不全或遗失等影响疗效或安全性判定者。

（三）治疗方法

试验组：青英颗粒，每包 8g（由上海市雷允上药业有限公司生产，批号：YL050001），每次 1 包，每日 2 次，开水冲服。

对照组：感冒退热冲剂，每包 4.5g〔由上海海虹实业（集团）巢湖中辰药业有限公司生产，批号：Z234020694〕，每次 1 包，每日 2 次，开水冲服。

（四）观察项目及观察指标

1. 安全性指标

一般体格检查，血、尿、便常规化验，心电图、肝功能（GPT）、肾功能

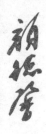

（BUN，Cr）等检查。可能出现的不良反应，包括不良反应的临床表现、检测指标异常、严重程度、消除方法，以客观评价其安全性。

2. 疗效性观测

症状、体征：发热、咽干痛、头痛、鼻塞流涕、咳嗽、汗出、恶风、口渴、乏力、肢体酸痛、全身不适；咽黏膜充血、舌象、脉象。

体温测试：住院病人，每4小时记录1次，并附体温记录单；门急诊病人，由受试者记录体温，每日2次。

理化检查：白细胞计数及分类。

胸透或胸正位片（疗前诊断性检查）。

3. 观察时间点

（1）体温升高的病人，至少每4小时监测一次体温，将测得体温时间和记录数值填写在病历观察表上。

（2）症状、体征：初诊首日，疗程结束（第四日）各观察记录1次，期间电话随访以了解病情。

（3）疗效性检查及安全性检查治疗前后各做一次，诊断性指标（胸片或胸透）治疗前做一次。

4. 疗效制定标准

（1）疾病疗效标准

参照《中药新药临床研究指导原则》制订疾病疗效标准。临床痊愈：治疗3天以内体温恢复正常，感冒症状全部消失。显效：治疗3天以内体温正常，感冒的大部分症状消失。有效：治疗3天以内体温较前降低，感冒的主要症状部分消失。无效：治疗3天以内体温未降或升高，感冒的主要症状无改善。

（2）证候积分疗效标准

临床痊愈：临床症状、体征消失或基本消失，证候积分减少≥95%。显效：临床症状、体征明显改善，证候积分减少70%~94%。有效：临床症状、体征均有好转，证候积分减少30%~69%。无效：临床症状、体征均无明显改善，甚或加重，证候积分减少<30%。

（3）体温疗效

起效时间：不同观测时点体温变化。从服药开始到体温下降0.5℃所需时间。解热时间：从服药开始到体温降到37℃所需时间。

（4）中医症状疗效标准

根据积分法判定症状疗效:

$$疗效指数(n) = \frac{疗前积分 - 疗后积分}{疗前积分} \times 100\%$$

(5)统计方法

等级资料用 Ridit 或秩和检验;计数资料用卡方检验;计量资料用 t 检验。

(6)其他

在临床试验中,严格按照 GCP 的原则进行知情同意书的签署,并填写临床试验记录、药品的管理、安全性的评价、不良事件的记录和报告。

(五)结果

1. 中医症状积分比较

治疗组治疗前 21±0.63 分,治疗后 4.22±0.37 分;对照组治疗前 19.11±0.80 分,治疗后 7.11±0.74 分。两组患者治疗后中医症状积分均有明显好转(P<0.001),两组间单项症状,体征比较,治疗组在改善发热、头痛、咽干痛、口干等主要症状方面明显优于对照组。

2. 症状积分疗效比较

治疗组痊愈 32 例,显效 53 例,有效 20 例,无效 0 例,显效率 80.95%,总有效率 100%;对照组痊愈 5 例,显效 21 例,有效 27 例,无效 2 例,对照组显效率 47.27%,总有效率 96.36%。两组患者症状体征积分疗效比较有高度统计学意义(P<0.001)。

3. 疾病疗效比较

治疗组痊愈 36 例,显效 50 例,有效 18 例,无效 1 例,显效率 81.90%,总有效率 99.05%;对照组痊愈 9 例,显效 17 例,有效 26 例,无效 3 例,显效率 47.27%,总有效率 94.55%。两组患者疾病疗效比较有高度统计学意义(P<0.001)。

4. 体温疗效比较

治疗组痊愈 45 例,显效 22 例,有效 28 例,无效 10 例,显效率 63.81%,总有效率 90.48%;对照组痊愈 16 例,显效 2 例,有效 17 例,无效 20 例,显效率 32.73%,总有效率 63.64%。两组患者体温疗效比较有高度统计学意义(P<0.001)。

5. 体温平均起效时间比较

治疗组 105 例,24 小时之内起效 94 例,24 小时之后、72 小时之内起效 11

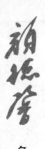

例；对照组 55 例，24 小时之内起效 30 例，24 小时之后、72 小时之内起效 25 例。两组患者体温平均起效时间比较有高度统计学意义（P < 0.001）。

6. 体温平均解热时间比较

治疗组 105 例，24 小时之内解热 46 例，24 小时之后、72 小时之内起效 35 例；对照组 55 例，24 小时之内起效 16 例，24 小时之后、72 小时之内起效 15 例。两组患者体温平均解热时间比较无统计学意义（P > 0.05）。

7. 不良反应

未发现服药后有不适反应，对患者血常规、大小便常规、肝肾功能及心电图等均无影响。

三、实验研究

1. 青英颗粒含药血清对副流感病毒Ⅰ型的抑制作用

青英颗粒高剂量组、中剂量组、低剂量组，感冒退热冲剂组，病毒唑颗粒剂组含药血清分别稀释成 1.25%、2.5%、5%、10%、20%、40% 等，进行副流感病毒抑制实验，48～72 小时镜下观察病毒对照组副流感病毒Ⅰ型对 Hep - 2 细胞的 CPE 表现为：细胞形态皱缩、分离，折光性减弱，胞核破裂，细胞最后坏死脱落。正常细胞对照组细胞培养液清亮透明，细胞椭圆形或梭形，结构紧密，成上皮样，胞浆清楚。而药物作用组细胞形态偏于正常，有部分细胞出现病变的特征，成皱缩型，或串状或脱落；多数成正常的上皮形态，说明药物在一定程度上抑制了病毒在细胞内的复制和繁殖。

72 小时后用 MTT 法测定病毒抑制率。通过无重复性多因素方差分析及多样本间的两两比较分析，可以得出青英颗粒高、中剂量含药血清组与阳性对照组（感冒退热冲剂含药血清组、病毒唑含药血清组）病毒抑制率比较，有高度统计学意义，即前者对副流感病毒Ⅰ型的抑制作用比后者大。实验结果还显示，在药物含药血清安全浓度范围内，随药物浓度增加，其抗病毒作用增强，存活细胞数增多。同时显示，青英颗粒高剂量组在含药血清浓度达到 5% 以上时，对副流感病毒Ⅰ型的病变抑制程度可达 50% 以上，表现出优于感冒退热冲剂、病毒唑颗粒剂组的抗病毒活性。

2. 青英颗粒对干酵母致小鼠发热实验

药物组（高、中、低剂量）、对照组、空白组、模型组对于干酵母引起小鼠发热的解热作用，即测定第三天给药后发热小鼠的体温升高情况。经多因素无重复性方差分析以及多组间均数的两两比较分析统计，可以看出，模型组体温较空白组明显升高；青英颗粒低剂量组、青英颗粒中剂量组、感冒退热冲剂组与模型组间比较无统计学意义；青英颗粒高剂量组与模型组比较有统计学意义；随着中药浓度的增加，体温升幅呈下降趋势，但青英颗粒低剂量组与青英颗粒中剂量组比较无显著差异，青英颗粒高剂量组与青英颗粒低、中剂量组间有显著差异；青英颗粒高剂量组与对照组（感冒退热冲剂组）比较有统计学意义，前者比后者体温升高幅度小。

此外，将 1、2、3 小时体温升高幅度做比较，无统计学意义；4、5、6 小时体温升高幅度进行比较，也无统计学意义；1、2、3 小时的体温升高幅度与 4、5、6 小时体温升高幅度进行比较有统计学意义，后者高于前者。

3. 青英颗粒的体外抑菌结果

结果显示：治疗组（青英颗粒剂组）对甲型溶血性链球菌中的 MIC 和 MBC 浓度含量最低，有明显抑菌和杀菌作用；对照组（感冒退热冲剂组）对乙型溶血性链球菌中的 MIC 和 MBC 最低，有明显抑菌和杀菌作用；治疗组与对照组比较，治疗组对金黄色葡萄球菌、金黄色葡萄球菌 ATCC、甲型溶血性链球菌、丙型链球菌的 MIC 和 MBC 均低于对照组，说明治疗组对这些菌的抑制和杀灭作用优于对照组；治疗组对乙型溶血链球菌和白喉杆菌的 MIC 和 MBC 均高于治疗组，说明治疗组对这两种菌的抑制和杀灭作用不如对照组。

4. 酶联免疫吸附方法检测青英颗粒对机体 IL-2、IFN-γ、TNF-α 表达的影响

各处理组中白介素-2（IL-2）的水平：经分析，青英颗粒中剂量组与对照组（感冒退热冲剂组、病毒唑颗粒剂组）、空白组的 IL-2 水平比较，有高度统计学意义，$P < 0.01$；青英颗粒中剂量组与高、低剂量组的 IL-2 水平比较，有高度统计学意义。各处理组中干扰素-γ（IFN-γ）的水平：经分析，青英颗粒低剂量组与对照组（感冒退热冲剂组、病毒唑颗粒剂组）、空白组的 IFN-γ 水平比较，有统计学意义，$P < 0.05$；青英颗粒高、中、低剂量组间，青英颗粒低剂量组与高、中剂量组的 IFN-γ 水平比较，有统计学意义。各处理组中肿瘤坏死因子-α（TNF-α）的水平：经单因素方差分析及多组间两两比较的分析，青英颗粒中剂量组与对照组（感冒退热冲剂组、病毒唑颗粒剂组）、空白组的 TNF-α 水平比较，有高度统计学意义，$P < 0.01$；青英颗粒中剂量组与高、低剂量组的 TNF-α 水平比较，有高度统计学意义，$P < 0.01$。

四、讨论

1. 现代医学对急性上呼吸道感染的认识

急性上呼吸道感染（AURI）是指鼻腔、咽或喉部的急性炎症的总称。其中70%~80%由病毒引起，主要有流感病毒（甲、乙、丙）、副流感病毒等，少数由细菌引起。细菌感染可直接或继病毒感染之后发生，以溶血性链球菌为多见。

当有受凉、淋雨、过度疲劳等诱发因素，使全身或呼吸道局部抵抗力降低时，原已存在于呼吸道或从外界侵入的病毒或细菌可迅速繁殖，引起本病。主要病理改变为鼻、咽黏膜充血、水肿，上皮细胞破坏，少量单核细胞浸润，有浆液性及黏液性渗出。

临床表现为起病较急，初期有咽干、咽痒或烧灼感，数小时后可有喷嚏、鼻塞、流清水样鼻涕，2~3天后鼻涕变黏稠，可伴咽痛、流泪、声嘶、轻咳等。一般无发热及全身症状，少数可有低热、不适、畏寒和头痛。检查可见鼻黏膜充血、水肿，有分泌物，咽部轻度充血。如无并发症，一般经5~7天痊愈。正常人分泌液含免疫球蛋白IgA和IgG，尤其IgA对呼吸道上皮起保护作用。呼吸道病毒感染时，细胞能产生干扰素来抑制病毒的繁殖。

目前西医治疗急性上呼吸道感染尚无特效抗病毒药物，故主要是对症处理、休息（病情重者卧床休息）、多饮水、保持室内空气流通，并注意防治继发细菌感染。早期应用抗病毒药物有一定效果，利巴韦林（三氮唑核苷、病毒唑）是目前应用较多的广谱抗病毒药物，对流感、副流感病毒和呼吸道合胞病毒等有较强的抑制作用。以0.5%溶液滴鼻，每小时1次，同时给含化片剂，每日0.8~1g，分4~5次服用，连用3~5日。因可能有致畸作用，所以孕妇和即将怀孕的妇女禁用。其他常用的抗病毒药物，如金刚烷胺，成人0.1g，每日2次，小儿每日3mg/kg，一般无不良反应，肾功能不全者慎用或减量应用。吗啉胍（病毒灵）一次0.1~0.2g，每日3次，口服。

但由于病毒类型较多，且复杂多变，人体对各种病毒感染后产生的免疫力较弱，西医抗病毒药物对本病的治疗也收效甚微，故其发病率非常高。急性上呼吸道感染最常见的类型是感冒，重者形成下呼吸道感染，如细支气管炎和肺炎，甚至导致死亡。

2. 中医对急性上呼吸道感染的认识

急性上呼吸道感染属于中医"感冒"证范畴，俗称伤风。中医认为感冒是由风邪侵袭引起的一种外感疾病，其发病在外感病中占首位，是最常见的一种。

临床以头痛、鼻塞、流涕、喷嚏、恶寒、发热、脉浮等为主症。

历代医家对本病认识颇深，《内经》首先提出感冒主要是外感风邪所致。《素问·骨空论》说："风者百病之始也……风从外入，令人振寒，汗出，头痛，身重，恶寒。"又《素问·玉机真藏论》谓："是故风者百病之长也，今风寒客于人，使人毫毛笔直，皮肤闭而为热，当是之时，可汗而发也。"《伤寒论》已认识到感冒有轻重之别，并指出轻重两证的不同治法。如《伤寒论·太阳病》曰："太阳病，头痛，发热，汗出，恶风，桂枝汤主之。""太阳病，头痛，发热，身疼，腰痛，骨节疼痛，恶风，无汗而喘者，麻黄汤主之。"自《诸病源候论》起，又倡时行之邪致病论点，《诸病源候论》谓："时行病者，是春时应暖而反寒，夏时应热而反冷，秋时应凉而反热，冬时应寒而反温，非其时而有其气，是以一岁之中，病无长少，率相似者，此则时行之气也。"至北宋《仁斋直指方·诸风》篇首先提出感冒病名，兹后代医家沿用此名，并将感冒与伤风互称。元《丹溪心法·伤风》明确指出病位属肺，根据辨证常规，确立了本病的治疗大法即辛温、辛凉两大治法，其后对虚体感冒又补充了扶正达邪的处理原则。

在继承前人的基础上，近代医家将感冒归结为四个证型，即风寒证、风热证、暑湿证、表寒里热证，常采用发汗解表、清热解毒、清暑祛湿等方法治疗，代表方剂有荆防败毒散、银翘散、香薷饮等。现市售治疗感冒的中药开发剂型，如感冒退热冲剂、正柴胡颗粒、银翘片、双黄连口服液、清开灵注射液等均遵以上治则，或发汗解表或清热解毒。但随着气候的变化、居住环境的改变、全球变暖的趋势，以及人们生活习惯的改变，使这些单一解表或清热的药物很难应对变化多端的急性上呼吸道感染。

3. 青英颗粒方义分析

羌英汤系颜德馨教授创制的治疗外感发热之经验方，青英颗粒则是在羌英汤基础上研制的颗粒剂型，本方由大青叶、羌活、蒲公英、鸭跖草四味中药组成，全方集辛温发散、辛凉解表、清热解毒于一体，区别于以往单一的解表或清热之剂。其中大青叶清热解毒为君药，羌活发散解表为臣药，君臣相伍，清热解表，而无辛热之弊；蒲公英清热消肿为佐药，对本证中伴见的咽痒咽痛等症起辅助治疗作用；鸭跖草轻利为使药，引诸药入肺经，清利肺热，宣肺解表。由于本方组成颇具创意，退热效果好，临床用于治疗感冒、流行性感冒等上呼吸道疾病辨证属风热者。

羌活：为伞形科植物羌活或宽叶羌活的根茎和根。味辛、苦，性温。归膀胱、肝、肾经。气雄升散。功效散寒解表，祛风胜湿，除痹止痛。主治外感风寒，风湿，恶寒发热无汗，头痛项强，目昏鼻塞，肢体酸痛，风寒湿痹，水肿脚气，疮疡肿毒，破伤风。《日华子》曰羌活"治一切风并气……"《主治秘要》云："其用有五：手足太阳引经，一也；风湿相兼，二也；去肢节疼痛，三也；除痈疽败血，四也；风湿头痛，五也。"《寿世保元》："表散风寒，头痛身痛，退热解烦。"尤其《雷公炮制药性解》谓："羌活气清属阳，善行气分，舒而不敛，升而能沉，雄而善散，可发表邪。"《本草新编》也称："其有拨乱反正，有旋转之功也。"故在急性上呼吸道感染的治疗中，虽属风热证，但羌活振奋体内阳气之力雄，达祛邪之良效。

大青叶：为十字花科植物菘蓝的叶。味苦，性寒。归心、胃、肝、肺经。功效清热解毒，凉血消斑。主治温病高热烦渴，神昏，斑疹，吐血衄血，时行感冒，风热咳嗽，急性黄疸，热痢，口疮，丹毒。《本草正》谓其："善解百虫、百药毒，及治天行瘟疫，热毒发狂，风热斑疹，痈疡肿痛，除烦渴，止鼻衄，吐血。凡以热兼毒者，皆宜蓝叶捣汁用之。"《得配本草》曰："（蓝叶）降火解毒，能使败血分归经络，止瘟疫热毒，退小儿壮热。"《本草正义》也称："蓝草，味苦气寒，为清热解毒之上品，专主温邪热病，实热蕴结，及痈疡肿毒等证，可以服食，可以外敷，其用甚广，又能杀虫……又凡苦寒之品，其性多燥，尚有热盛津枯之病，苦寒在所顾忌，而蓝之鲜者，大寒胜热而不燥，尤为清火队中驯良品也。"从这些文献中均可见大青叶清热解毒之力非同一般。

蒲公英：为菊科植物蒲公英、碱地蒲公英、东北蒲公英、异苞蒲公英等同属多种植物的全草。味苦、甘，性寒。归肝、胃、肾经。体轻降泄。功效清热解毒，散结消肿，除湿利尿。主治乳痈，肠痈，诸疮肿毒，疖腮，瘰疬，风火赤眼，咽肿喉蛾，胃脘疼痛，泄泻痢疾，黄疸，小便淋痛，噎膈癌肿。《本草经疏》谓："蒲公英，其味甘平，其性无毒，当是入肝入胃，解热凉血之要药。"

《本草新编》说："蒲公英，至贱而有大功……或问，蒲公英泻火，止泻阳明之火，不识各经之火，亦可尽消之乎？曰：火之最烈者，无过阳明之焰，阳明之火降，而各经余火无不尽消。蒲公英虽非各经之药，而各经之火见蒲公英尽伏，即谓蒲公英能消各经之火，亦无不可也。"可见，古人早已认识到蒲公英不仅清热解毒效专，而且降泄泻火力更著。

鸭跖草：为鸭跖草科植物鸭跖草的全草。味甘、淡，性寒。归肺、肾、膀胱经。轻清降利。功效清热解毒，利水消肿，凉血止血。主治风热感冒，热病发热，咽喉肿痛，痈肿疔毒，丹毒，毒蛇咬伤，痢疾，黄疸，水肿，淋浊，小便不利，吐血，衄血，尿血，便血，崩漏。《本草拾遗》谓其："主寒热瘴疟，痰饮，疔肿，肉癥涩滞，小儿丹毒，发热狂痫，大腹痞满，身面气肿，热痢，蛇犬咬，痈疽等毒。"《品汇精要》曰："（鸭跖草）去热毒，消痈疽。"临床研究表明，鸭跖草1~2两，水煎2次分服，防治感冒。治疗130例，有效（1~3天内体温降到正常）109例，无效（4天以上退热）21例；预防以片剂（每片含干生药10.3g）内服，每日3次，每次2片；或用冲剂，每日一包，开水冲服，亦可用煎剂内服。

4. 青英颗粒治疗急性上呼吸道感染作用机制的探讨

青英颗粒有广谱抗菌作用，对金黄色葡萄球菌、金黄色葡萄球菌ATCC、甲型溶血性链球菌、丙型链球菌的最小抑菌浓度（MIC）和最小杀菌浓度（MBC）均低于感冒退热冲剂，说明该药对这些菌的抑制和杀灭作用优于感冒退热冲剂。大量使用抗生素引起的细菌耐药性不断上升，已成为全世界共同关注的难题之一，尤其是金黄色葡萄球菌的耐药率已达90%以上。中药因抑菌作用机理不同于抗生素，不易产生耐药性。本研究为探讨中成药在替代抗生素的使用过程中，开辟了新思路。

一般认为，病毒感染后干扰素（IFN）、白介素-2（IL-2）等对机体免疫功能具有保护作用，而白介素-1（IL-1）、白介素-6（IL-6）、肿瘤坏死因子（TNF-α）等与感染的炎症反应和临床症状的发生有关。IL-2作为重要的免疫调节细胞因子，可直接促进多种细胞分化，主要是由T细胞产生15kD糖蛋白，是抗体最主要、最强有力的T细胞生长因子，是活化的T细胞产生的Th1细胞因子，虽然没有直接的抗病毒活性，但IL-2对于免疫反应是必需的。T细胞在机体免疫应答及调节中均起重要作用，IL-2是保障机体免疫功能的关键环节，IL-2可通过促使某一特定T细胞群体克隆性扩增，通过Th细胞数及其功能的提高来增强机体的免疫功能。此外，它能刺激T细胞快速地增殖和分化，T细胞受刺激后能产生IL-2，产生的IL-2又作用于T细胞自身，诱导自身增殖、分化和发挥功能。IL-2是通过增强CTL、NK杀伤活性以及诱导IFN-γ产生而介导抗病毒感染的。IFN-γ可显著增强MHC-1类Ⅰ和Ⅱ抗原的表达，促进T细胞和B细胞的分化，增强NK细胞杀伤活性，充分激活单核-巨噬细胞。总之，IFN-γ可通过促进抗原呈递过程而增强免疫功能。但是IFN-γ（特别是大剂量时）常常抑制淋巴细胞尤其是B细胞的增殖反应。TNF-α主要是由被激活的单核、巨噬细胞分泌的一种可溶性多肽类单核细胞因子，通过自分泌和旁分泌途径与靶细胞上TNF-α受体结合而起作用。TNF-α具有广泛的生物学功能，在感染、炎症及免疫应答体系中是一种重要介质，有明显的促炎活性和免疫调节作用。TNF－α 可促进 T 细胞、B 细胞的增殖，诱导 T 细胞 MHC－1 类分子的表达和 IL－2、CSF、IFN－γ 等细胞因子的产生，促进高亲和力 IL－2 受体的表达，TNF－α 还可协同 IL－2 诱导 LAK 细胞产生，诱导活化 B 细胞的增殖和抗体的分泌。此外，病毒、真菌等是 TNF－α 产生的刺激剂，TNF－α 通过阻止病毒早期蛋白的合成，从而抑制病毒的复制。故本实验测定大鼠青英颗粒含药血清白介素－2（IL－2）、干扰素－γ（IFN－γ）、肿瘤坏死因子－α（TNF－α）三项指标的水平，以观测青英颗粒对机体免疫功能的影响。结果显示：青英颗粒中剂量组与对照组（感冒退热冲剂组、病毒唑颗粒剂组）、空白组的 IL－2、TNF－α 水平比较，有高度统计学意义，P＜0.01。它在一定程度上说明该药治疗急性上呼吸道感染的机制除了直接抗病毒作用外，提高机体免疫功能也是一项重要因素。从中医角度上讲，提高免疫力相当于"扶正"，抗病毒相当于"达邪"，二者对青英颗粒治疗本病都发挥了重要作用。

　　总结这些试验结果，可以看出青英颗粒辛温、辛凉并用，解表、清热共方，对急性上呼吸道感染的治疗，包括症状、体温等方面的改善均优于传统单一辛凉解表或清热解毒之法，对本病的治疗具有明显优势，是一种有效、安全的治疗急性上呼吸道感染的中成药，青英颗粒的进一步研究和开发对临床治疗本病具有新的指导意义。

第二节　连术颗粒的临床及实验研究

一、绪论

　　急性感染性腹泻是临床常见的消化道疾病，多由细菌、病毒感染而引起。尽管全世界腹泻的死亡率有所下降，但每年仍有超过 200 万人死于腹泻。在贫困国家中，腹泻与自然环境恶劣、对疾病认识水平不够等因素有关。在美国估计每年发生腹泻有 21,100 万～37,500 万次（人均每年 1.4 次），导致每年超过 90 万的人住院和 6 千人死亡。现阶段，西医处理原则是抗菌、抗病毒及对症治疗。对于抗生素的应用，众说纷纭，有人认为应用抗生素后，抗生素反而可使急性期后粪便排菌时间延长，容易诱发肠腔中耐药菌株的产生，导致肠腔内菌群失调。目前临床出现的严重问题是在应用抗生素后，出现难辨梭状芽孢杆菌肠炎，使得感染性腹泻更加缠绵难愈。目前，由于抗生素的广泛应用，耐药问题也成为医学界的一大难题。志贺菌属对抗生素的耐药正在逐渐增多，在一些地区，耐药率甚至达到 90%。印度学者报道了在东印度对多种药物耐药的痢疾杆菌菌株，该菌株对氨苄西林、复方新诺明、四环素、氯霉素、萘啶酸、诺氟沙星、洛美沙星、氧氟沙星等均耐药，对环丙沙星的敏感性也降低。沙门菌的耐药情况同样不少见。

连术颗粒是由黄连、苍术、白头翁、马齿苋四味中药组成的复方制剂，系颜德馨教授用于治疗感染性、中毒性湿热泄泻经验方，原名为清肠化湿方，又名肠系方。全方具有清热燥湿、温阳运脾之双重作用，在急性腹泻的治疗方面开辟了新的途径。

二、临床研究

（一）一般临床资料

采用临床流行病学调研方案，病例来源于曙光医院、上海市第十人民医院、龙华医院、岳阳医院等十家 2006 年 3 月～2007 年 3 月门诊和急诊病人。共纳入 300 例，剔除 6 例，实际完成 294 例。其中治疗组 216 例，男性 84 例，女性 132 例；对照组 78 例，男性 21 例，女性 57 例。治疗组平均年龄 40.33 ± 14.57 岁，对照组平均年龄 40.15 ± 13.56 岁。治疗组治疗前中医症状平均积分 20.57 ± 6.42 分，对照组治疗前中医症状平均积分 19.11 ± 5.65 分，两组患者在性别、年龄及治疗前中医症状、体征比较方面无统计学意义（$P > 0.05$），具有可比性。

（二）临床试验方法

1. 诊断标准

感染性腹泻西医诊断标准：参照《实用内科学》（第十版）入选标准：发病在 48 小时之内，年龄在 18～65 岁。腹泻，大便每日不少于 3 次，粪便性状异常，可为稀便、水样便、黏液便、脓血便及血便。可伴有恶心、呕吐等全身不适。病情严重者，可脱水、电解质紊乱甚至休克。粪便常规检查：粪便可为稀水便，水样便，黏液便，血便，或脓血便。镜检可有多量红白细胞，亦可少量或无。病原学检查可无异常或有霍乱、痢疾、伤寒、副伤寒以外的致病微生物。

感染性腹泻（大肠湿热证）中医诊断标准：参照《中药新药临床研究指导原则》。主症：泄泻急迫或泻而不爽，粪色黄褐，舌苔黄腻。次症：肛门灼热，烦热口渴，小便短赤。

2. 症状、体征分级标准

参照《中药新药临床研究指导原则》。

症状分级标准：腹泻程度：正常 0 分，腹泻无；轻度 3 分，每日 3～10 次；

中度6分，每日11~20次；重度9分，每日20次以上。腹痛：正常0分，腹痛无；轻度3分，轻微腹痛；中度6分，腹痛较重持续不止；重度9分，腹痛重不能坚持工作。发热：正常0分，发热无；轻度3分，体温37.1℃~37.9℃；中度6分，体温38℃~38.5℃；重度9分，体温38.6℃~39℃。恶呕：正常0分，恶呕无；轻度3分，仅有恶心；中度6分，恶心欲吐；重度9分，呕吐。口渴：无，0分；有，1分。乏力：无，0分；有，1分。食欲不振：无，0分；有，1分。全身不适：无，0分；有，1分。肛门灼热：无，0分；有，1分。小便短赤：无，0分；有，1分。

体征分级标准：大便性状：异常6分。舌象：如实描述，不记分。脉象：如实描述，不记分。

3. 纳入标准

符合西医感染性腹泻诊断标准；符合中医泄泻（大肠湿热证）证候诊断标准；同时具有两项及以上主症（腹痛、腹泻、大便性状异常、发热）的临床表现；发病后48小时内；年龄18~65周岁；同意并签署知情同意书。

4. 排除标准

发病前有严重的心脑血管疾病、肝肾疾病、血液疾病、内分泌疾病、免疫性疾病、肺脏疾病、神经精神科疾病，如糖尿病、慢性肝炎或艾滋病等；霍乱、痢疾、伤寒、副伤寒等具有腹痛，有酗酒或其他药物滥用者、精神病患者；妊娠或哺乳期妇女，过敏体质或对多种药物过敏者；已使用过其他治疗药物者。

5. 终止和撤除临床试验的标准

不能坚持服药者；试验中出现严重不良事件的患者；试验过程中出现严重的其他并发疾病者；症状变化，必须采取紧急措施者；患者主动要求退出临床试验。

注：服药疗程过半，患者因疗效原因退出临床试验，纳入疗效统计。

6. 删除病例标准

未按规定服药，无法判定疗效，资料不全和遗失等影响疗效或安全性判定者。

（三）治疗方法

试验组：连术颗粒每包5g（由上海市雷允上药业有限公司生产，批号：YL050001），每次1包，每日2次，开水冲服。

对照组：黄连素片（每片含盐酸小檗碱 0.1g，由成都锦华药业有限责任公司生产，国药准字 H51022193），每次 2 片，每日 3 次，开水冲服。

（四）观察项目及观察指标

1. 安全性指标

一般体格检查。血、尿、便常规化验。心电图、肝功能（GPT）、肾功能（BUN、Cr）等检查。可能出现的不良反应，包括不良反应的临床表现、检测指标异常、严重程度、消除方法，以客观评价其安全性。

2. 疗效性观测

症状、体征：腹泻、腹痛、大便性状异常、发热、呕恶、口渴、乏力、食欲不振、全身不适、肛门灼热、小便短赤；舌象、脉象。

体温测试：住院病人，每 4 小时记录 1 次，并附体温记录单；门急诊病人，由受试者记录体温，每日 2 次。理化检查：白细胞计数及分类。粪常规（疗前诊断性检查）。

3. 观察时间点

（1）体温升高的病人，至少每 4 小时监测 1 次体温，将测得体温时间和记录数值填写在病历观察表上。

（2）症状、体征：初诊首日，疗程结束（第四日）各观察记录 1 次，期间电话随访以了解病情。

（3）疗效性检查及安全性检查治疗前后各做 1 次，诊断性指标（粪常规）治疗前做 1 次。

4. 疗效制定标准

参照《中药新药临床研究指导原则》制订。

（1）疾病疗效标准

临床痊愈：治疗 3 天以内大便恢复正常，腹泻症状全部消失。显效：治疗 3 天以内大便正常，腹泻的大部分症状消失。有效：治疗 3 天以内腹泻次数减少，腹泻的主要症状部分消失。无效：治疗 3 天以内腹泻次数未减，腹泻的主要症状无改善。

（2）证候积分疗效标准

临床痊愈：临床症状、体征消失或基本消失，证候积分减少≥95%。显效：临床症状、体征明显改善，证候积分减少70%～94%。有效：临床症状、体征均有好转，证候积分减少30%～69%。无效：临床症状、体征均无明显改善，甚或

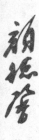

加重，证候积分减少＜30%。

（3）体温疗效

起效时间：不同观测时点体温变化从服药开始到体温下降0.5℃所需时间。解热时间：从服药开始到体温降到37℃所需时间。

（4）中医症状疗效标准

根据积分法判定症状疗效：

$$疗效指数（n）= \frac{疗前积分 - 疗后积分}{疗前积分} \times 100\%$$

（5）其他

在临床试验中，严格按照GCP的原则进行知情同意书的签署，并填写临床试验记录、药品的管理、安全性的评价、不良事件的记录和报告。

（五）结果

1. 两组患者疾病疗效比较

治疗组：痊愈81例，显效106例，有效23例，无效6例，显愈率86.57%，总有效率97.22%。对照组：痊愈9例，显效25例，有效34例，无效10例，显愈率43.59%，总有效率87.18%。经统计学处理，两组疗效有显著性差异，治疗组疗效明显优于对照组。

2. 中医症状积分比较

治疗组：治疗前20.57±6.42分，治疗后3.71±4.67分；对照组：治疗前19.11±5.65分，治疗后7.00±4.87分。两组患者中医症状积分治疗后均较治前明显好转（P＜0.001）；两组间比较有统计学意义（P＜0.001）。

3. 各项症状体征比较

两组患者治疗前后各项症状体征比较表明：治疗组患者各项症状体征治疗后较治疗前明显改善，均具有统计学意义（P＜0.05）。对照组对发热和乏力无改善，治疗前后差别无统计学意义（P＞0.05）。治疗组在对患者腹泻次数、性状、发热、呕恶、口渴、乏力、小便短赤的症状改善方面优于对照组（P＜0.05）。

4. 治疗前后粪便镜检白细胞比较

治疗前后粪便镜检白细胞比较显示：治疗组治疗前正常107例，＜10/HP者82例，≥10/HP者27例；治疗后正常206例，＜10/HP者10例。对照组治疗前正常38例，＜10/HP者27例，≥10/HP者13例；治疗后正常53例，＜10/HP者18例，≥10/HP者7例。治疗前两组大便镜检白细胞比较，无显著差别；治疗后两组比较有显著差异。

5. 不良反应

未发现服药后有不适或其他不良反应，对患者血常规、尿常规、肝肾功能、心电图等均无影响。

三、实验研究

（一）连术颗粒对内毒素肠炎大鼠模型肠黏膜屏障的保护作用研究

注射 LPS 后，正常组一直保持正常情形，主要表现为无腹泻、体毛平顺、食欲正常、精神活跃。模型组和治疗组，主要表现为体温升高、口渴喜饮、毛发蓬松、蜷缩懒动、食欲不振，用药后 4 小时内出现不同程度的稀便。

各组血电解质等指标比较：模型组各项生化指标与正常组相比差别均有统计学意义（$P < 0.05$）；连术组、黄连素组与模型组相比差别均有统计学意义（$P < 0.05$）；且连术组各项指标与黄连素组差别均有统计学意义（$P < 0.05$）

各组大鼠血浆 NO、DAO 比较：模型组血浆 NO、DAO 含量均明显高于正常组（$P < 0.01$）；连术组、黄连素组两组指标与正常组差别有显著性（$P < 0.01$），且与模型组有差别（$P < 0.01$）；连术组与黄连素组相比差别有统计学意义（$P < 0.01$）。

各组大鼠血浆 D - 乳酸值比较：正常组与模型组、连术组、黄连素组比较，差别均有统计学意义（$P < 0.01$）；连术组、黄连素组与模型组相比，差别有统计学意义（$P < 0.01$）；连术组与黄连素组比较差别有统计学意义（$P < 0.01$）。

肠黏膜形态学观察：正常对照组回肠末端肠黏膜结构基本正常；LPS 组注射内毒素后即见肠黏膜轻度萎缩，绒毛不规整，间质水肿明显，局部可见肠壁变薄，黏膜明显萎缩，绒毛稀疏、倒伏、短缩、融合，上皮脱落；连术组、黄连素组与 LPS 组相比，肠黏膜病理改变明显减轻。

小肠 IgA 浆细胞测定及小肠黏液 SIgA 含量测定：免疫组织化学染色结果表明，IgA 浆细胞及阳性反应物散在分布于小肠绒毛、固有层、肠腺周围、绒毛的中部以下和肠腺周围较多。细胞呈圆形或椭圆形，细胞质呈强阳性反应（深棕色）。由于 IgA 浆细胞向肠腔分泌的 IgA 分布于绒毛黏膜表面和固有层内，免疫组化染色也呈阳性反应。肠道 IgA 浆细胞计数：正常组与其余三组比较，差别均有高度统计学意义（$P < 0.01$），且连术组比黄连素组多，但差别无统计学意义。肠液 SIgA 含量比较：模型组、黄连素组与正常组相比，差别有统计学意义（$P < 0.01$），连术组与模型组相比差别有统计学意义（$P < 0.05$），连术组高于黄连素

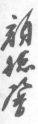

组（P＜0.01）。

（二）连术颗粒对干酵母致大鼠发热的关键

根据6小时体温变化情况，通过统计推断，造模后2小时体温升高（P＜0.05），热度持续到造模后6小时。连术组与模型组相比，第1、2小时，体温差别无统计学意义（P＞0.05），3小时后体温开始下降（P＜0.05），4小时后体温变化与正常组比较，差别无统计学意义（P＞0.05）；百服宁组，2小时后体温便低于造模组（P＜0.05），药物起效时间比连术组提早1小时，而两药退热作用效果相仿，3小时后药物作用比较，差别无统计学意义（P＞0.05）。

（三）连术颗粒的体外抗菌作用

连术颗粒体外对伤寒杆菌、大肠杆菌、痢疾杆菌、金黄色葡萄球菌、副甲型伤寒杆菌、副乙型伤寒杆菌都有抑制和杀伤作用。其最小抑菌浓度分别为100g/L、＞200g/L、200g/L、25g/L、200g/L、＞200g/L；最小杀菌浓度分别100g/L、＞200g/L、200g/L、25g/L、200g/L、＞200g/L。显示出连术颗粒在200g/L时对多种细菌都有一定的抑制作用，尤其对金黄色葡萄球菌，其MIC为25g/L，但对正常大肠杆菌和副乙型伤寒杆菌效果较弱。

四、讨论

1. 现代医学对急性感染性腹泻的认识

感染性腹泻为一组广泛存在并流行于世界各地的胃肠道传染病，也是当今全球性重要的公共卫生问题之一，其发病率仅次于上呼吸道感染。在我国，感染性腹泻的发病率居所有传染病首位。从细菌学监测来看，在所检出的病原菌中，痢疾杆菌仍处首位，其次为空肠弯曲菌，尤以5岁以下为多，新生儿也可感染。空肠弯曲菌在小儿感染性腹泻中的重要性日益受到人们的重视。第三位为非伤寒性沙门菌，近年来其发病率有普遍上升的趋势，引起人类沙门菌感染的菌种亦逐年增多。近20年来，感染性腹泻的研究取得了较大进展，例如阐明了大多数感染性腹泻的病原体及其致病机制，使中毒型菌痢的病死率大幅下降在1%以下；方便、有效的口服补液疗法的推广应用，显著地改善了腹泻脱水患者的预后等。然而，感染性腹泻在世界大部分地区仍是重要的医学难题之一，值得注意的是在造成感染性腹泻的原因中，有不少老的病原体近年有重新活跃或菌种变异趋势，致腹泻的新病原体不断涌现，这些都给实验室诊断带来新的挑战。

2. 中医对感染性腹泻的认识

本病归属于中医"泄泻"范畴。中医学对腹泻的认识有着悠久的历史，早在两千多年前就有了比较详细的记载。凡脾胃功能失调，以腹泻为主要症状而不夹脓血者，中医学称之为泄泻，并以大便溏薄而势缓者为泄，大便清稀如水而直下者为泻。中医学认为，"泄泻之本，无不由乎脾胃，盖胃为水谷之海，而脾主运化，使脾健胃和，则水谷腐化而为气血以行营卫。若饮食失节，寒温不调，以致脾胃受伤，则水反为湿，谷反为滞，精华之气不能运化，乃致合污下降，而泄泻作矣。"生理状态下，胃主降，脾主升，脾胃健旺，则消化吸收功能正常。如果各种致病原因导致脾胃功能失常，则发生泄泻。

导致脾胃功能障碍而发生泄泻的因素有以下几种：①感受外邪。六淫之邪，能使人泄泻，但其中以寒、湿、暑、热等原因引起者较为多见。脾脏喜燥而恶湿，故湿邪最能引起泄泻，所以有"湿多成五泄"和"无湿不成泻"之说。其他如寒邪或暑热之邪，除了侵袭皮毛肺卫之处，也能直接影响于脾胃，使脾胃功能障碍而引起泄泻，但仍多与湿邪有关。②饮食所伤。饮食过量，宿食内停；或过食肥甘，呆胃滞脾；或多食生冷，误食不洁之物等均可损伤脾胃，使其传导失职，升降失调，而发生泄泻。③情志失调。脾气素虚，或原有食滞，或本有湿邪，复因情志失调，忧思恼怒，精神紧张，以致肝气失于疏泄，横逆乘脾犯胃，脾胃受制，运化失常，而成泄泻。④脾胃虚弱。脾主运化，胃主受纳，若因长期饮食失调，劳倦内伤，久病缠绵，均可导致脾胃虚弱，不能受纳水谷和运化精微，水谷停滞，清浊不分，混杂而下，而成泄泻。⑤肾阳虚衰。脾的阳气与肾中真阳密切相关，命门之火能助脾胃腐熟水谷，帮助肠胃的消化吸收。若年老体弱，或久病之后，损伤肾阳，肾阳虚衰，命火不足，则不能温煦脾土，运化失常，而引起泄泻。除上述致病因素外，寒凝湿滞，蕴结肠曲，病久入络，瘀阻络伤，亦可导致泄泻不已。

总之，泄泻的主要病变部位在于脾胃与大小肠，脾虚湿胜是导致本病发生的重要因素。外因与湿邪关系最大，湿邪侵入，损伤脾胃，运化失常，即所谓"湿胜则濡泄"。内因与脾虚关系最为密切，脾虚失运，水谷不化精微，湿浊内生，混杂而下，发生泄泻。肝肾所引起的泄泻，也多在脾虚的基础上产生。脾虚失运，可造成湿盛，而湿盛又可影响脾的运化，故脾虚与湿盛是互相影响，互为因果的。

3. 连术颗粒的方义分析

无论是细菌性肠道感染、病毒性肠道感染，抑或化学性肠道感染所致之泄泻病证，中医病机主要在于湿浊蕴盛，脾运失常，系由湿困脾胃所致。热邪、暑邪多夹湿而困阻脾胃，脾属中土，职司运化，其性喜燥恶湿，一旦湿伤脾胃，脾阳被蒙，运化失常，而致泄泻。故治疗当以清热燥湿为要则，以功具清热燥湿之要药的黄连作为主药，清除湿热，解脱脾困之缚。但颜德馨教授认为脾受湿困而脾阳被蒙，仅以清热燥湿，难以速求脾运恢复，故采用具运脾燥湿之苍术，以温运脾阳，促使湿祛而脾运健，以弥补黄连之不足，连、术合用，具清热燥湿、温阳运脾之双重作用，此为治疗之要妙。更用白头翁等药以加大清热除湿之力，又具解毒止泻之功。多药配伍，共奏醒脾化湿、清热解毒、理肠止泻之效，为临床治疗湿热泄泻之妙方。

黄连为清热燥湿药，性味苦、寒，具有清热燥湿、清热泻火、清热解毒之功效，多用治湿热泄泻、急性热病及各类感染性疾病。因其含小檗碱（黄连素）而对各种细菌（阴性杆菌、阳性球菌）具广谱抑菌作用，被广泛用于肠道或感染性疾病，此药作为本方之主药。

苍术为化湿燥湿药，性味辛、苦、温，具有燥湿健脾、祛风胜湿、散寒解表等功效，多用治湿困脾运泄泻。元·朱震亨云："苍术治湿，上中下皆有用，又能总解诸郁……故苍术为足阳明经药，气味辛烈，强胃健脾，发谷之气，能径入诸药。"其与黄连相伍，强化燥湿之力，故此药作为本方之臣药。苍术具有抗菌抗病毒作用，其水煎剂对脾虚泄泻（番泻叶水煎灌胃致虚）动物，能增加体重，抑制小肠推进运动，提高血清锌铁含量，降低血清铜含量。

白头翁为清热解毒药，性味苦、寒，具有凉血止痢、解毒消肿、杀虫等功效，多用治热毒血痢、疮疡肿毒等症，为治痢疾之要药，纳入本方中以助黄连治泻之力。白头翁水提液具有广谱高效的抑菌作用。其生药在 $0.52 \sim 4.16mg/ml$ 剂量范围内能明显抑制趋化因子 fMLPP 诱导的中性粒细胞趋化，避免其在炎症部位聚集，降低炎症的发生和发展，可用于抗溃疡性结肠炎。小鼠炭末廓清试验表明，白头翁醇提物能提高正常小鼠吞噬细胞的吞噬功能，即有提高正常小鼠非特异免疫功能的作用。

马齿苋为清热解毒药，性味辛、微寒，具有清热止痢、清热解毒、收涩止血等功效，常用治急性热痢、丹毒、疬腮、便血、尿血等症。列入本方，对黄连起辅助作用。药理研究表明其乙醇提取物对志贺、费氏副痢疾杆菌有明显抑制作用。水煎剂对志贺、宋内、斯氏、费氏痢疾杆菌都有抑制作用，对大肠杆菌、伤寒杆菌、金黄色葡萄球菌也有抑制作用及免疫增强作用。

4. 连术颗粒治疗急性感染性腹泻的机制探讨

本实验用连术颗粒治疗感染性腹泻的总有效率（97.88%）较黄连素组者（87.18%）高，两组比较差异有显著性（$P < 0.01$）；且连术颗粒组在对腹痛、

腹泻次数、发热、恶心呕吐等症状缓解方面,治疗后明显优于治疗前(P < 0.01)。此外,粪便白细胞镜检是观察感染性腹泻的客观有效的指标,本研究指出连术颗粒在大便白细胞转阴方面明显优于黄连素组(P < 0.01),提示连术颗粒除具有止泻作用外,还能有效抗菌、抗病毒,提高机体免疫力,改善临床症状。这与其组方的药理学研究结果相一致。同时,根据临床观察及化验检查,未发现有明显的不良反应,故临床使用安全。

连术颗粒能有效抑制内毒素引起的腹泻,其止泻机制可能是通过抑制小肠蠕动,能纠正内毒素血症肠炎引起的电解质紊乱。

连术颗粒能有效保护肠黏膜的机械屏障。肠黏膜屏障功能可通过新的血浆标志物 D - 乳酸定量评估。D - 乳酸是细菌代谢、裂解的产物,肠道菌群中多种细菌均可产生,哺乳动物自身既不产生,也不能或仅能缓慢代谢 D - 乳酸。血中 D - 乳酸的蓄积反映了肠黏膜通透性的增高以及肠道屏障功能情况。因此,检测血中 D - 乳酸的蓄积情况可反映严重创伤、感染或某些胃肠病变时肠黏膜通透性的增高变化,且较之传统方法更易于检测。本实验结果表明,使用连术颗粒能明显降低内毒素血症大鼠血浆 D - 乳酸水平(P < 0.01),这可能与其保护肠道黏膜屏障和抑制肠道有害细菌过度生长而侵入肠黏膜屏障有关。

DAO 存在于小肠黏膜上皮细胞内,极少部分存在于子宫内膜绒毛中。其活性与绒毛高度和黏膜细胞内的核酸和蛋白质合成密切相关,肠黏膜上皮损伤时可释放入血,故血中 DAO 活性升高反映了肠黏膜上皮细胞的损伤及肠屏障结构的破坏,是反映小肠黏膜结构与功能的理想指标。我们的实验显示,连术颗粒和黄连素片均能有效降低内毒素血症大鼠血浆 DAO 水平,且连术颗粒优于黄连素。其作用机制尚待进一步研究。

NO 是由一氧化氮合酶(NOS)催化 L - 精氨酸而生成。NOS 分为原生型和诱生型,前者又分为内皮细胞性和神经源性。在胃肠道 NOS 广泛存在于肠肌丛非肾上腺素能非胆碱能神经元胞体、纤维及末梢,在神经受到刺激时产生 NO。一般来讲,NO 对胃肠黏膜有保护和修复功能,内源性 NO 对低氧诱导的肠道炎症和损伤也有治疗作用,抑制内源性 NO 合成可加剧由缺血 - 再灌注内毒素、血小板活化因子等诱导的肠损伤。但过量的 NO 可能是导致败血症、感染性休克、多脏器功能衰竭的重要介质,在内毒素刺激下,平时不表达的 NOS 将大量合成,从而产生过量的 NO,导致胃肠脏器在内的多脏器功能损害。本实验 LPS + 连术组鼠血清 NO 平均含量显著低于对照组,故连术颗粒也可通过抑制过量的 NO 产生而对脂多糖诱导的坏死性肠炎大鼠起保护作用。

连术颗粒能保护肠道免疫屏障。SIgA 通过与病原微生物结合，抑制其吸附或通过黏膜进入机体，也可能有中和毒素，降低或抑制其对黏膜的毒性作用，同时它能与过敏原结合，阻止其通过黏膜进入机体以防止机体变态反应的发生。本实验研究表明，模型组 SIgA 含量较正常组降低，经连术治疗后不仅光镜下黏膜充血、水肿糜烂及炎性细胞浸润明显减轻，而且肠道 SIgA 含量明显回升。SIgA 有强力的防御病原体侵害，防止其对黏膜造成损害或通过黏膜进入机体，因而能防止变态反应的发生，说明溃疡性结肠炎的发生不仅与机体自身的免疫功能紊乱有关，而且也可能与肠道局部的黏膜免疫功能减弱有一定的关系，其作用的机制还有待进一步研究。

第三节　芪众颗粒的临床及实验研究

一、绪论

自上个世纪初期流感病毒（主要是甲型流感病毒）就已多次引起世界性的大流行。据 WHO 估计，每年因流感引发的严重呼吸道疾病有 300 万～500 万例，导致 50 万人死亡；高危人群包括 65 岁以上的老人和 2 岁以下的婴幼儿，以及慢性心血管疾病、肺部或肾脏疾病、糖尿病和免疫缺陷患者，美国每年都有超过 5 万人死于流感相关并发症。流感导致的高致病率和死亡率不仅带来了巨大的直接经济损失，而且由此支付的医疗保健费用及对生产力的影响所造成的间接经济损失也十分惊人，已构成社会的沉重负担。

预防流感最有效的办法就是接种疫苗，但由于流行病毒抗原的不断变异，使流感病毒疫苗的免疫接种效果下降，甚至无效。我国是全世界公认的流感多发地，但为什么在我国患流感而不死人呢？这与我国长期以来一直以中草药作为抗流感病毒的传统药物有关。中医药在抗流感病毒方面有着得天独厚的优势，芪众颗粒是颜德馨教授的经验方，是在玉屏风散的基础上，根据流行性感冒的病因病机和发病特点进行加减变化而得的经验方，此方是中医辨证和现代医学辨病的结合，也是中医学和现代医学结合的一个有益尝试。

二、临床研究

（一）一般临床资料

110 例病人均来自 2006 年 2～5 月就诊于上海市外滩地段医院中医科门诊，全部病例均符合入选标准，按随机原则分为芪众组 60 例和玉屏风组 50 例。芪众组男性 19 例，占 31.7%；女性 41 例，占 68.3%。玉屏风组男性 16 例，占 32%；女性 34 例，占 68%。两组性别比较，差异无统计学意义（P＞0.05），具有可比性。芪众组年龄最大 90 岁，最小 24 岁，平均 54.23±8.24 岁；玉屏风组年龄最大 86 岁，最小 25 岁，平均 54.48±8.13 岁。两组年龄比较，差异无统计学意义（P＞0.05），具有可比性。合并疾病分布比较：芪众组合并高血压病者 28 例，冠心病者 16 例，糖尿病者 9 例，脑梗死者 7 例，其他疾病 10 例。玉屏风组中合并高血压病者 23 例，冠心病者 13 例糖尿病者 7 例，脑梗死者 6 例，其他疾病 8 例。两组合并疾病分布比较，差异无统计学意义（P＞0.05），具有可比性。

（二）临床实验方法

1. 中医证候诊断标准

参照 1997 年王永炎主编的由上海科学技术出版社出版的《中医内科学》"感冒"篇章的分型标准。

2. 入选人群

（1）密切接触者：医护人员或流感患者家属。

（2）易感人群：易罹患感冒的气虚体质，及免疫功能低下者，或使用免疫抑制剂者及其他。

（3）老年人群：年龄在 65 岁以上者。

（4）少年儿童：年龄在 9～15 岁的少年儿童，在学校内有感冒发生时。

（5）体虚人群：病后、手术后、产后等身体虚弱者。

3. 排除标准

（1）接受或使用过任何预防流感的药物或措施。

（2）患有严重心脑血管疾病，肝肾疾病，血液疾病，内分泌疾病，肺脏疾病，神经精神疾病等。

（3）有酗酒、妊娠或其他药物滥用者。

（4）高脂血症，嗜食高脂肪饮食者。

4. 纳入标准

（1）符合入选人群标准者。

（2）符合中医证候诊断标准的临床病例。

（3）不具有排除标准中任何一项的临床病例。

（4）知情同意，志愿受试，并签署"知情同意书"者。

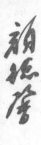
（三）治疗方法

芪众治疗组及玉屏风对照组，每次 1 包（5 克/包），开水冲服，每日 2 次。服药期间忌高脂饮食。忌服其他预防药物或采用其他预防方法，连续服药 7 天为一疗程。

（四）观察项目及观察指标

1. 疗效性指标：IL－2、IFN－γ。

2. 症征疗效指标：分别记录受试者服药前后的症状和体征。临床症征积分根据中医计量诊断方法，从时行感冒标准中筛选出畏寒、发热、鼻塞流涕、头痛四大有重大意义的症状为主要指标，每项指标依据其无、轻、中、重度又分为 4 个等级（分别记分为 0、3、6、9 分）。另外，对喷嚏、关节酸痛、咳嗽、乏力、自汗、食欲减退等有较大意义的指标按照有无分两个等级（无，记 0 分；有，记 3 分），并根据舌象、脉象进行参考辨证。对上述症征由 2 名医生逐一调查登记，采集资料，确定症征积分。

3. 安全性指标

（1）体检项目：记录每天的呼吸、体温、心率、脉搏、血压。

（2）安全性检查：分别检测患者服药前后的血、尿、粪三大常规和肝功能（GPT）、肾功能（BUN、Cr）。

（3）密切观测不良反应。

4. 观察、记录结果

按设计要求，统一表格，作出详细记录，注意观察不良反应或毒副作用，并对患者服药后一周、一月、两月后的情况进行追踪调查。

5. 总体疗效评价

按积分法分显效、有效、无效，根据疗效指数判定。

疗效指数（A）＝疗后总积分÷疗前总积分

显效：A≤0.33

好转：0.33＜A≤0.67

无效：0.67＜A≤1

6. 统计方法

所有计量资料均以 ±s 表示，采用 SPSS12.0 版统计软件分析，两样本治疗前后比较采用配对 t 检验。两组样本治疗前之间采用成组 t 检验，计数资料中的等级资料用 Ridit（参照单位法）分析，α 取 0.05。

（五）结果

1. 疗效性指标检测结果

IL－2：治疗组中治疗前 1.809±0.432，治疗后 1.794±0.417；对照组中治疗前 1.694±0.336，治疗后 1.605±0.388。

IFN－γ：治疗组中治疗前 10.824±7.539，治疗后 12.418±8.428；对照组中治疗前 13.738±8.831，治疗后 14.906±9.390。

芪众治疗组及玉屏风对照组治疗后，IL－2 水平均略有降低，IFN－γ 水平则略有升高，但均无统计学意义（P＞0.05）。

2. 症状疗效指标观察结果

芪众组对畏寒、发热、鼻塞流涕、头痛、关节酸痛和食欲减退的改善程度稍优于玉屏风组，对喷嚏、咳嗽、乏力和自汗的改善程度稍弱于玉屏风组。

3. 两组药物总体疗效比较

两组药物虽有一定的防治时行感冒作用，但两组药物之间比较，差异无统计学意义（P＞0.05）。

4. 安全性评价

两组药物组均无明显的肝肾功能损害及三大常规异常。

二、实验研究

1. 芪众颗粒对大鼠 IL－2 水平的影响

与空白对照组相比：病毒唑组中 IL－2 水平明显增高，玉屏风组、芪众颗粒低剂量组和高剂量组也高于空白对照组。组间比较：病毒唑组对 IL－2 的升高作用高于芪众高剂量组。芪众低剂量组、玉屏风组和病毒唑组差异明显，有显著性意义（P＜0.01），芪众中、高剂量组比较差异有统计学意义（P＜0.05）。

2. 芪众颗粒对血清 IFN－γ 的水平的影响

与空白对照组相比：病毒唑组、玉屏风组及芪众颗粒低剂量、中剂量、高剂量组对血清 IFN－γ 均有不同程度的升高（P＜0.05）；芪众颗粒高剂量组对 IFN－γ 的升高作用优于玉屏风散，而病毒唑组及芪众颗粒中、低剂量组与玉屏风组相比差异无统计学意义；且芪众颗粒高剂量组对 IFN－γ 的升高作用优于病毒唑组，芪众中、低剂量组及玉屏风组与病毒唑组相比，差异无统计学意义。

三、讨论

1. 现代医学对流行性感冒的认识

流行性感冒（简称流感）是由流感病毒引起的急性呼吸道传染病，主要经空气飞沫传播，特别是在拥挤的密闭空间，是目前人类尚不能有效控制的世界性传染病，每年都能引起相当高的发病率和死亡率，而且不时会出现流感流行或局部暴发。临床以高热、乏力、头痛、全身酸痛等全身中毒症状重而呼吸道卡他症状较轻为特征，流感病毒容易发生变异，传染性强，常引起流感的流行，如20世纪的4次甲型流感世界大流行，以及中国近半个多世纪（1953年至今）以来共计发生大中小规模的流感流行18次，其中3次为大流行。流感病毒属于正黏组液病毒科，呈球型，直径80~120nm，基因组为RNA病毒。其特点是容易发生变异，分为甲、乙、丙三型。其中甲型最容易发生变异，可感染人和多种动物，为人类流感的主要病原，常引起大流行和中小流行；乙型流感病毒变异较少，可感染人类，引起爆发或小流行；丙型较稳定，可感染人类，多为散发病例，目前发现猪也可被感染。流感病毒不耐热，在100℃持续1分钟或56℃持续30分钟条件下可被灭活，对常用消毒剂敏感（1%甲醛、过氧乙酸、含氯消毒剂等），对紫外线敏感，耐低温和干燥，真空干燥或-20℃以下仍可存活。

近年来，流感对健康的危害及预防流感的经济效益已渐为大众知晓。与普通感冒不同，流感对健康的危害不仅在流感本身，而且常会引起较严重的合并症，如肺炎，这是最常见的可能致死的合并症，特别是在老年人、儿童及体弱者；有慢性病者患流感后会加重原有疾病，如肺心病。流感流行时发病率可达3%~30%，许多正常社会活动和秩序会受到影响，如工厂停产、学校停课等，由于患流感以及流感合并症的病人或死亡人数增多，医院门诊人数大增，医药费用激增，造成社会财富的巨大损失。

2. 中医对流行性感冒的认识

中医学称流行性感冒为"时行感冒"，多因正气亏虚之体，适逢非时之气，感受时行疫毒，内外相引而致病。

"时行感冒"古称"时行伤寒"，今名"流行性感冒"（"流行"二字最早见于《素问·气交变大论》）。"时行"二字释义有三：一是"时"指发病有严格的季节性，"行"指气候失宜引起疫毒的流行，本病是临床常见的外感传染性疾病，由热疫、寒疫病毒侵入人体所致，正如晋·葛洪所说"总名伤寒，因俗也号为时行。"二是指隋·巢元方对时行的解释，即其所言"时行病者，是春时应暖而反寒，夏时应热而反冷，秋时应凉而反热，冬时应寒而反温，非其时而有其气，是以一岁之中，病无长少率相似者，此则时行之气也"。三是此病又名"时行伤寒"，即谓时行者即时疫，时疫者是谈传染之性，故《素问·刺法论》说"五疫之至，皆相染易，无问大小，病状相似"；又说"如此天运失时，三年之中，大疫至矣"。巢元方亦说："从春分以后，至秋分节前，天有暴寒者，皆为时行寒疫也。"所谓天运失时即春应温而反寒，冬应寒而反温，疫邪丛生，易于本病流行。人在气交之中，疫气随呼吸而入，人感之，轻者无明显不适，重则感而即病，病则正虚于内，不能抗邪外出。

正气不足是致病的关键，如《素问·刺法论》"（五疫）不相染者，正气存内，邪不可干"和《素问·评热病论》"邪之所凑，其气必虚"所言。明代吴又可承其观点，认为杂气能否侵入人体，关键在于有无正气之虚。如《瘟疫论·上卷·原病》中云："本气充满，邪不易人，本气适逢亏欠，呼吸之间，外邪因而乘之。"触冒时行疫毒是致病病因，时行感冒隶属于中医的"时行病"、"疫病"范畴，是温病中具有时令性、流行性和传染性的病种之一。现代医学认为病原微生物入侵机体是温病发生的主要原因。中医学关于疫病的记载最早始于《内经》，如"气乃大温，草乃早荣，民乃疠，温病乃作"；"其病温疠大行，远近咸若"；"五疫之至，皆相染易，无问大小，病状相似"等等皆是对时行疫病的早期认识。非时之气是致病的促发条件，如《素问·本病论》云"四时失，万化不安，变民病也"。因此，"六气"失常，既对病邪的性质、滋生和传播有着重要的影响，又能破坏、降低机体的适应性而导致或诱发疾病，所以说非时之气的产生是时行疫毒致病的促发条件。

3. 芪众颗粒方义分析

芪众颗粒原名为固表辟秽方，亦称预防方，系颜德馨教授用于预防流感及病毒性感染的经验方。由生黄芪、贯众、防风、苍术、生甘草组成。功效益气固表，辟秽解毒。"正气存内，邪不可干"。每遇气候突变、气节交变、寒暖失常之时，风邪湿浊病邪淫行而侵袭机体之时，若正气充盛，表卫固密，则病邪可拒之于外；若体弱气虚，表卫不固，则病邪入侵而发病。方中应用黄芪为主药，用其补气升阳、益气固表之力，使气充而表卫固密，不易使外邪侵袭，御邪于外；由于风邪湿浊病邪常经口鼻而入，故在病邪肆虐之时，虽卫表固密而不能侵袭肌肤，也难免病邪入侵，故用具清热解毒、杀虫、抗病毒、抗细菌功效的贯众，以抗击入侵之邪毒；风邪袭表，理当祛之，然腠理疏松之人，发汗又虑其伤表，故本方佐以少量甘温不燥，药性缓和之防风走表而祛风邪，因其乃"风药之润剂"，且与擅长补气固表之黄芪相伍，黄芪得防风则固表而不留邪，防风得黄芪则祛邪不伤正，二药配伍，使风邪祛而又不伤表，腠理固密而又不留邪，与贯众相合，共奏抗邪之功。此二药，以祛邪为主，与黄芪相伍，达到"正气存内，邪不可干"之目的，是为黄芪之臣药。脾胃为气血生化之源，脾胃健运则气充血活，但脾为中土，喜燥恶湿，易受湿困而乏运，故以苍术燥湿运脾，使湿去脾健，以发挥黄芪之益气升阳作用，无论内生之湿，还是外受之湿，皆以苍术燥之，故苍术为本方之佐药。甘草既能助黄芪之补气，又能助贯众之解毒，还能调和方中四药的甘、辛、温、凉诸性味，亦能缓和苍术之燥性，起到调和、协助作用，故甘草为本方之使药。五药同用，共奏益气固表、祛风胜湿之功，为防御外邪之妙方。

黄芪，味甘，性微温，入肺、脾经。本品质硬略韧，皮白肉黄，色黄入脾，色白入肺，具补气升阳、益气固表、利水、托毒等功效，多用于气虚体弱、表虚不固、中气下陷、气虚水肿诸证。"入肺补气，入表实卫，为补气诸药之最"，尤以固表作用较好，为补气升阳之圣药。本方用之，取其善补脾肺之气，"待脾气旺则土能生金，肺气足则表固卫实"，故列其为本方之主药。张锡纯认为黄芪"补气之功最优，故推为补药之长"，"能补气，兼能升气"；《灵枢·营卫生会》曰"卫气者，所以温分肉而充肌肤，肥腠理而司开阖"。黄芪既补三焦，实卫气，特益气异耳，亦在佐使。药理研究表明，黄芪具有增强肌体的免疫功能，以及强心、降压、降血糖、利尿、抗衰老、抗肿瘤、抗疲劳、抗病毒等作用。如黄芪茎叶总黄酮（FAM）对小鼠免疫功能影响的实验结果表明：FAM 可明显提高免疫受抑小鼠的 T 细胞总数，并调整 T 细胞亚群紊乱，使其接近正常值。FAM 不仅有免疫增强作用，亦有免疫调节作用。黄芪煎剂或提取物，有良好的促进 IL－2 产生、提高自然杀伤细胞（NK）活性的作用（NK 是机体防御反应中行使免疫监视功能的主要效应细胞之一）；能提高免疫球蛋白，促进抗体产生，对 B 淋巴细胞和 T 淋巴细胞的免疫功能均具有明显的增强作用。现代医学认为，中医学的元气与机体免疫功能有关。郭宪清等报告黄芪具有增强体质、抗氧化、抗病毒及调节机体免疫功能等多方面作用。

贯众为清热解毒药，性味苦，微寒、凉，具有清热解毒、凉血止血、杀虫等功效，常用治风热感冒、湿热斑疹等。其药理具抗病毒、抗菌等作用，临床常用于防治病毒感染。因其具有抗御病邪之功，故纳入本方为臣药。鸡胚实验结果表明贯众煎剂，浓度为 1:（10000 ~ 100000），对流感病毒 PR8 株、亚洲甲型京科 68－1 株、57－4 株、新甲 1 型连防 77－2 株、流感病毒乙型（Lee）、丙型及丁型

（仙台）等均有明显抑制作用。《中国药物大辞典》所载录贯防感冒片方、贯黄感冒冲剂方，均被推广用于临床。

防风为伞形科植物防风的干燥块根，始见于我国第一部中药专著《神农本草经》，为辛温解表药，性味辛、甘，微温，具有解表祛风、胜湿、止痉之功效，多用治外感风寒证及风湿证，因其散风作用显，故列为本方之佐药。孙晓红等人报告防风水煎剂对由巴豆油引起的小鼠耳炎有抗炎作用；对金黄色葡萄球菌、乙型溶血性链球菌、肺炎双球菌及霉菌（产黄青霉、杂色曲霉）等有抑制作用；对痢疾杆菌、枯草杆菌、某些皮肤真菌及流感病毒、哥伦比亚病毒也有抑制作用；对2，4－二硝基氯苯（DNCB）所致速发型超敏反应有抑制作用；对致敏豚鼠离体气管、回肠平滑肌过敏性收缩均有明显的抑制作用。此外，防风水煎剂能显著抑制致敏小鼠IgE的产生，延迟和减轻卵蛋白致敏豚鼠的超敏反应，对IgG和IgM抗体的产生以及细胞免疫功能都有显著增强作用。

苍术为化湿燥湿药，性温而味辛苦，入肝、脾、胃经，具燥湿健脾、解郁辟秽、祛风胜湿、散寒解表之功效，多用治湿困脾运及风湿、风寒外感之证，尤对外邪夹湿独有殊功。因具燥湿运脾，祛风辛散，故纳入本方为佐药。《药品化义》称其"统治三部之湿，若湿在上焦，易生湿痰，以此燥湿行痰；湿在中焦，滞气作泻，以此宽中健脾；湿在下部，足膝酸软，以此同黄柏治痿，能令足膝有力"。《本草正义》有云："苍术，气味雄厚，较白术愈猛，能彻上彻下，燥湿而宣化痰饮，芳香辟秽，胜四时不正之气，故时疫之病多用之。"此外，苍术尚有运脾之功，临床常于滋腻之剂中加苍术一味，既能监制补益药之滋腻，又能促进药物的吸收，有一举两得之妙。另外，徐立、倪正等人的实验结果表明，苍术胶囊有提高机体免疫功能和抵抗炎症的作用。

甘草亦为补气药，性味甘、平，入脾、胃、肺经，具有补中益气、清热解毒、止咳化痰、缓急止痛、调和诸药等功用，多用于脾胃气虚、风寒咳嗽等病症。在诸多复方中，常用甘草以减低或缓和药物的偏性和毒性，故本方中亦用甘草为使药。李东垣谓："甘草，阳不足者补之以甘，甘温能除大热，故生用则气平，补脾胃不足，而大泻心火；炙之则气温，补三焦元气，而散表寒，除邪热，去咽痛，缓正气，养阴血。"《本草正》云："甘草，味至甘，得中和之性，有调补之功，故毒药得之解其毒，刚药得之和其性，表药得之助其外，下药得之缓其速。随气药入气，随血药入血，无往不可，故称国老。"《本经疏证》又云："《伤寒论》、《金匮要略》两书中，凡为方二百五十，用甘草者，至百二十方。非甘草之主病多，乃诸方必合甘草，始能曲当病情也。"

4. 芪众颗粒治疗流行性感冒的机制探讨

实验以预防给药方式探讨芪众颗粒对甲型流感病毒 A3 的抑制作用。通过模拟人体感染流感病毒前，用药物进行化学预防的过程，观察药物是否可用于预防流感。根据以上实验结果，可以认为各药物处理组在 MDCK 细胞中对甲型流感病毒 A3 均没有明显的抑制作用。据报道，病毒唑气雾剂可缩短甲、乙型流感的临床病程，小白鼠给予 $75mg/(kg \cdot d)$ 病毒唑，可有效抑制流感病毒增殖，而本实验中芪众颗粒治疗组、玉屏风颗粒中药对照组和病毒唑西药对照组在体外 MDCK 细胞上均没有明显的抑制病毒的作用。因此，分析出现该实验结果的原因可能为：一是药物浓度过于稀释，难以达到抗流感病毒的作用；二是本实验方法存在一定的局限性；三是本实验提示芪众颗粒可能是通过调节机体免疫力或干扰病毒免疫病理等途径来达到预防流感的目的。免疫实验部分的结果显示，芪众颗粒组大鼠含药血清中 IL-2 和IFN-γ 水平均较空白组有所提高，差异有统计学意义或显著性意义（$P < 0.05$ 或 $P < 0.01$），且芪众颗粒高剂量组中 IFN-γ 的水平较玉屏风组和病毒唑组都有提高，差异有统计学意义（$P < 0.05$），说明该药可促进动物IL-2 和 IFN-γ 的产生。有研究表明，这两种细胞因子均能增强细胞毒性 T 细胞（CTL）作用，并激活自然杀伤细胞（NK）；机体内 NK 细胞、IFN-γ 和 IL-2 可以相互作用，形成免疫网络，增强抗病毒和免疫调节作用，也构成了机体赖以祛邪的"正气"的一部分，因此提示该药可能具有扶助正气和提高机体免疫力等作用。本实验仅从体外实验方面对芪众颗粒预防流行性感冒的作用机理进行了初步探讨，体内实验部分仍有待于进一步研究。

芪众颗粒能提高 IFN-γ 和 IL-2 的水平，说明芪众颗粒对 T 细胞免疫功能有促进作用，提示芪众颗粒可能是一种新的免疫调节剂，同时也为芪众颗粒用于防治呼吸道病毒感染提供了实验依据。

附　颜亦鲁治疗温病经验

颜德馨教授先父亦鲁公为孟河名家马培之先生的再传弟子，对治疗温病有着丰富的临床经验。这些经验对指导当前应用中医中药治疗急性热病有着现实的临床意义。

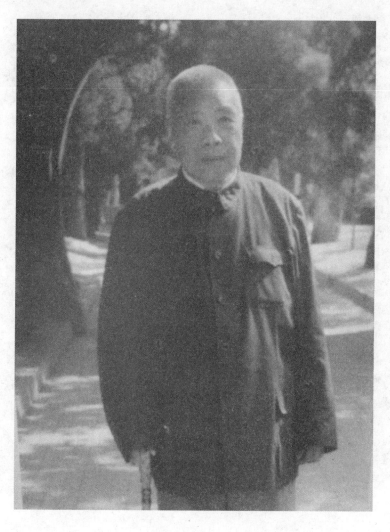

六月十三日

湿温匝候微恶寒身有午不解胸闷作

哕口渴溲赤便结腹隐痛脉濡数治宜

厚朴温栗苦温蒸积滞未化如小承气合三

仁汤主之

上川朴主 白蔻仁 个 广藿佩

生川军 主 杏苡仁 如延之

如枳壳 主 製半夏

黑消石主 老苓

淡竹叶四片

颜亦鲁处方手记

第一节 风 温

一、概述

　　风温是风温病邪侵袭肺卫所引起的急性外感热病，多发于冬春两季，其发于冬天者又称为"冬温"。风温以肺系病变为主，见身热、口渴、咳喘等症，一般起病急，传变速，易逆传心包。叶天士《外感温热篇》"温邪上受，首先犯肺，逆传心包"概括了风温病理变化的基本规律。《温热经纬·陈伯平外感温病篇》"风温外薄，肺胃内应；风温内袭，肺胃受病。"则谓风温顺传者主要以肺胃为病变重心，累及肺、胸膈、胃、大肠。初期邪在肺卫；病变顺传则邪热由卫转气，邪热壅肺则见痰热喘急或痰热结胸；热传于胃则呈阳明热盛或热结肠腑；后期多呈肺胃阴伤；若邪热深重，风温逆传，可内陷心包，也可致内闭外脱之危候；风温邪在肺卫，不从表达，极易内陷。治风温初期以辛凉清解、透表为先；顺传肺胃则辛寒清气，肺胃同治；阳明腑实当苦寒攻下；风温逆传，热入心营则清心开窍；后期则甘寒濡润，滋养肺胃。

　　颜氏认为治风温固以疏风清热、宣肃肺气为重，但须顾其兼症及病位。

二、医案六则

　　案一　风温夹滞，遏伏肺胃。治宜清解疏化，理气化浊。

　　阎某，女，34岁

　　初诊：风为百病之长，夹痰滞交结肺胃（素有支气管炎宿疾）。咽喉红肿作痛，发热有汗，晨间吐痰，大便通而未爽，夜间烦扰少寐，脉滑数，舌苔腻黄。法当清解疏化。

　　处方：薄荷叶（后下）3g，桔梗4.5g，赤芍6g，牛蒡子9g，法半夏6g，炒竹茹9g，连翘9g，姜虫6g，防风2.4g，枳壳4.5g，藏青果4枚，生甘草2.4g，辰砂拌灯芯10条。

　　另：珠黄散一支，外吹咽喉。

　　二诊：药后得汗热退，大腑迭通，咽喉红肿作痛大减，微咳，痰中稍带血丝，头昏口干，脉小数兼滑，舌苔腻黄已薄。当再清肃余氛。

　　处方：薄荷2.4g，川贝母（打）4.5g，天冬6g，杏仁9g，桔梗3g，佩兰叶9g，炒竹茹9g，赤芍6g，连翘9g，牛蒡子6g，生甘草2.4g，枇杷叶（去毛炙）

9g，灯芯 10 条。

诊治要点：风温上受，首先犯肺，发热有汗，咽喉红肿作痛；但因其素有痰浊郁肺之证，而见痰多苔腻脉滑；风温夹痰滞交结，若痰浊不祛，淫热难清，故治以疏风清热为主。药用防风、薄荷宣透达邪；桔梗、牛蒡子泄肺利气，配以枳壳、半夏理气化浊。药后得汗热退，但见痰中稍带血丝，此乃痰浊未尽，血络已伤，温病最易伤阴，故二诊入川贝、天冬清化痰热，兼以育阴，赤芍凉血和营。

案二　风温痰热，交结化燥。治当清热化痰，分消上下。

穆某，男，46 岁

初诊：风温旬外，壮热不为汗解，呛咳多痰，胸膺痞闷，间或作恶，口渴引饮，两足不和，脉滑数，苔腻黄。风温痰热交结肺胃，肺气不得舒展，胃气失于通降，颇虑化燥。当为清热化痰，蒿芩清胆汤加减。

处方：香青蒿 6g，酒子芩 6g，姜川连 1.5g，炒山栀 6g，杏苡仁各 9g，半夏曲 6g，前胡 6g，川郁金 6g，象贝母 9g，赤苓 12g，炒竹茹 4.5g。2 帖

二诊：从风温将化燥例立法，壮热已从汗减，两足亦和。呛咳痰黏难出，胸膺未舒，口渴喜饮，脉小数，舌苔黄腻。温邪渐由表解，余热痰浊未清，气机未舒。转当清肺化痰，佐以清热。

上方去姜川连、炒苡仁；加旋覆花（包煎）6g，瓜蒌皮 12g，枇杷叶（去毛炙）9g。2 帖

三诊：两进肃肺、化痰清热药后，身热虽减，但呛咳未已。昨因口腹不慎，腑气虽通，少腹胀满拒按，心烦、少寐、呓语，脉沉滑而数，舌根灰腻。肺部邪热未清，痰滞壅结肠胃，熏蒸于上。法当宣肺通腑，清热化痰。

处方：全瓜蒌 15g，炙桑皮 6g，前胡 3g，炒山栀 6g，杏仁 9g，青皮 4.5g，益元散（包煎）12g，连心翘 12g，茯苓神各 9g，炒竹茹 4.5g，炒枳壳 6g，竹沥半夏 4.5g。2 帖

四诊：药后烦扰已定，夜能安寐。热退不清，呛咳痰黏，腑行不畅，仍腹胀拒按，脉滑数，苔腻而干。邪滞未尽。王孟英云："肺气肃降有权，移其邪由腑出，正是病之出路。"用原法酌增导利。

上方去茯神、益元散。枳壳改为枳实 6g；加槟榔 9g，鲜梨皮 9g。3 帖

药后呛咳渐稀，腑气通畅，少腹胀满亦消，旋经调治而愈。

诊治要点：风温旬外，邪热由卫转气，壮热不解，邪热壅肺则见呛咳多痰；

热传于胃则胸膺痞闷，间或作恶，口渴引饮。肺胃之热已盛，用蒿芩清胆汤，清透风温于痰热之中，促其分消。叶天士《外感温热篇》说："气病有不传血分，而邪留三焦，亦如伤寒少阳病也，彼则和解表里之半，此则分消上下之势。"初诊既用青蒿、黄芩、杏仁、贝母，又用苡仁、赤苓、山栀即是此意。通腑气之法，虽可用硝黄下夺，然大便不闭，肺邪未清者，宣肺以通腑，更为稳妥。故三诊虽见少腹胀满拒按，只需瓜蒌、桑皮、前胡、杏仁；四诊少佐槟榔、枳实即可。至于心烦呓语，固以逆传膻中居多，然邪热夹滞蕴结肠胃，酝酿化燥，扰犯心神，亦不少见。本例属于后者，观其舌不绛而苔黄腻可知，此时只需通腑通滞，则病可退，毋需牛黄、至宝之属。

案三　风温痰热，内蒙心窍。治当疏邪化浊，涤痰宣窍。

王某，女，19岁

初诊：风温七日，曾经闭逆。日来发热无汗，头痛体痛，胸膺痞闷，呛咳有痰，心烦少寐，神志不甚了了，时有呓语，脉象滑数，舌苔腻黄。风温袭肺，未从表解，夹痰浊内犯，势将逼乱神明。当疏邪化浊，涤痰宣窍。

处方：苏藿梗各6g，佩兰6g，川郁金6g，光杏仁9g，辰茯神12g，炒枳实6g，竹沥半夏6g，姜山栀9g，天竺黄4.5g，远志6g，连心翘12g，九节菖蒲4.5g。1帖

另：玉枢丹1.5g研末，开水先下。

二诊：昨进疏邪化浊，涤痰宣窍，药后得汗，头痛体痛大减。唯热势不退，胸闷不舒，神志有时模糊，入夜少寐，心烦呓语，渴不多饮，咳痰不爽，舌根腻黄，两脉滑数。温热痰浊互结肺胃，表邪虽解，但痰热蒙蔽清窍，势防呃闭。用原法减苏梗之温通，增青蒿之清透。

上方去苏梗；加香青蒿6g，炒竹茹6g。2帖

三诊：今日热势已减，胸闷较舒，神志清楚，入夜渐能安寐，间或呓语，口渴，呛咳，痰不爽，脉小数，舌苔薄黄根腻。心窍已有清旷之象，温热痰浊尚未尽化。仍当清热涤痰。

处方：青蒿6g，知贝母各9g，山栀6g，大麦冬9g，杏仁9g，连翘9g，郁金6g，橘红3g，芦根30g，竹茹4.5g，茯苓9g，瓜蒌皮12g。2帖

四诊：风温十一日，心烦呓语虽定，但有汗而热退不清，呛咳多痰，胁肋隐痛，口干，舌尖红而干，腻苔初化，脉仍数。温邪渐撤，痰浊阻络，气机失于和畅，肺胃津液受伤。循原法再予增删。

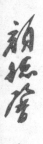

上方橘红改为橘络；加天花粉9g，淡竹叶30片。2帖

五诊：服上方后，身热已退，舌苔亦化。唯呛咳未已。

上方去山栀、青蒿等清热药；加苏子9g，枇杷叶（去毛蜜炙）9g。

诊治要点：本例与前例穆某案均为风温夹痰热之候，唯前例里热为甚，壮热不为汗解，口渴引饮，故开始便蒿、芩、连、栀并进；本例痰浊内犯，曾经闭逆，刻下神志不甚了了，时有呓语，故着重于芳香化浊，涤痰宣窍，如藿、佩、菖蒲、郁金、竺黄、远志、竹沥半夏、玉枢丹等等。叶天士曰："痰乃热熏津液所化，膻中乃空灵之所，是用药之最难。"治法既需清解风温，尤当清心涤痰，观三诊热减、神清、夜能安寐，可见必须通神明之窍，驱热痰之结，方能扭转病势。

案四　风温邪热，表里皆盛。治当开泄肺卫，清热化痰，表里兼顾。

李某，女，31岁

初诊：风温三日，寒轻热重，无汗，呛咳气粗，痰极难出，胸膺痞闷，入夜烦扰，谵语，脉沉而滑数，舌红无苔。温邪袭于肺卫，表里俱热，势将内陷。法当泄卫宣肺，清化痰热。

处方：香豆豉9g，粉葛根9g，青蒿6g，黑山栀6g，川黄连3g，杏仁9g，净连翘9g，天花粉12g，炒枳壳6g，川郁金6g，瓜蒌皮12g，炒竹茹5g，九节菖蒲5g。2帖

诊治要点：风温邪在肺卫，不从表达，极易内陷。内陷即所谓逆传。本例起病三日，寒热无汗，伴有烦扰、谵语，而舌红、脉沉乃风温将内陷之兆。若见神昏、肢厥，是逆传心包无疑。此种证候，当表里兼顾。故用豆豉、葛根、青蒿等开泄肺卫，达邪外出；用连翘、山栀、黄连，配合竹茹、瓜蒌皮、杏仁以清热化痰；同时佐以菖蒲、郁金芳香宣窍，以防邪陷。

案五　风温化燥，伤阴动风。治当清心肝之热，养肺胃之阴。

孙某，男，51岁

初诊：风温一候，身灼热，呛咳音嘶，今忽神志不清，牙紧，齿黑唇焦，舌苔干黄，两脉模糊不清。温热化燥伤阴，症势极险。

处方：鲜石斛12g，薄荷3g（合打），黑山栀6g，净连翘9g，肥知母6g，云苓神12g，钩藤9g，川郁金6g，瓜蒌皮12g，炒竹茹5g，鲜芦根30g。2帖

另：神犀丹1粒，开水磨服。

诊治要点：陈平伯曰"温邪袭入肺胃之络，灼烁阴津，引动木火"，可致"走窜包络"。本例身灼热，呛咳，神志不清，牙紧，脉象模糊，伴见齿黑唇焦，即属此种病情。盖牙紧为肝风欲动之兆，神识模糊乃邪犯心包之象。然其根源则由化燥伤阴，治当清心肝之热、养肺胃之阴，故石斛、知母、芦根与钩藤、连翘、山栀、神犀丹同用。然内陷之邪，必使外达为顺，故又取薄荷与石斛合打，养阴与透邪并用。

案六　风温痰热，凝阻心络。治当清化痰热，宣窍通络。

朱某，女，15岁

初诊：风温寒热退后，神志不清，时而呓语，耳聋、呛咳。年已及笄，地道未通。脉濡细，舌苔薄黄。荣血素亏，痰热凝阻心肺之络，势匪轻候。

处方：香白薇9g，云苓神各9g，天竺黄5g，冬桑叶9g，广郁金6g，竹沥半夏6g，川贝母6g，橘皮络各5g，路路通7个，九节菖蒲3g。2帖

诊治要点：温热郁肺，灼津炼液为痰。风温凡夹痰热者每多变化。本例寒热虽退，而神志不清，时有呓语，即系痰热为患。温病中出现耳聋，虽多属肾虚精脱之故，然亦有因痰热凝阻心络而发者，盖肾开窍于耳，而心亦寄窍于耳，本例属于后者。痰热不除，病势难退，故选白薇、桑叶、竺黄、竹沥半夏、贝母、橘皮等大力清化痰热；兼用菖蒲、郁金、路路通之类宣窍通络。《本草正义》曰"凡苦寒之药多偏燥，惟白薇则虽属寒而不伤及阴液精血也。"白薇清解透达，既能清虚热，又能清实热，故为温病治疗要药。月经未通乃属本虚，自当从缓。

三、小　结

风温以邪袭肺卫为主要病变，但须顾其兼症及病位。如风温常夹有痰浊：病案一是夹痰滞遏伏肺胃，热象不著；病案二是病位虽在肺胃，但已有痰热化燥之势；病案三则痰热蒙心窍，故立法选方均有不同。若表里邪热俱盛，则又当辛凉与苦寒同用，表里双清。风温为阳邪，最易伤津化燥，清热药又须与生津养阴药同投。至于风温窜入营血的治法，与其他温病基本相似。

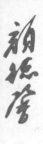

第二节 春 温

一、概述

春温是感受温热病邪所引起的急性热病。本病起病便以高热烦渴、苔黄脉数，甚至神昏惊厥等里热证候为主要表现，具有发病急、病情重、变化多的特点，多发生于春季。由于该病初起即见里热表现，故前人称为伏气温病。根据患者的发病特点、感邪轻重，以及阴精亏损程度，春温可分里热初发、热结肠腑、热在营血、热入心包、热盛动风、热烁真阴及邪留阴分等证。其中里热初发有发于气分和营分的不同：发于气分可见身热，口苦而渴，心烦溲赤，舌红苔黄，脉数等；发于营分可见身热夜甚，心烦躁扰，甚至时有谵语，咽燥口干，反不甚渴饮，舌红绛，脉细数等。春温里热内炽不解，可以形成阳明热结之候，且多兼见阴液亏损、或气阴两虚、或小肠热甚等不同；春温热入营血可呈气血两燔、热盛动血、热与血结之证。春温中期或末期每多动风之变：若里热炽盛，热盛动风，多见于春温极期，其证属实；若肝肾阴亏，筋脉失养则见阴虚风动，虚风每见于春温极期。

颜氏认为春温起病便见里热征象，是由于冬令收藏未固，冬寒内伏，郁久化热，入春或感外邪诱发而成，或在气分，或在营分。对邪伏部位尤应注意。

二、医案三则

案一　春温夹滞，蕴结胃肠。治宜宣郁透热，导滞通腑。

郑某，女，41岁

初诊：春温反复，壮热无汗，胸闷呕恶，口渴心烦，大便秘结，脉沉滑数，舌苔腻黄满布。伏邪湿热交蕴中宫，通降失职，延防化燥。

处方：姜川连3g，川郁金6g，法半夏6g，上川朴5g，香豆豉9g，炒枳壳6g，青蒿6g，黑山栀6g，杏仁9g，芦根30g，炒竹茹5g，鲜姜衣2g。2帖

二诊：药后微汗，热象就退，心烦、呕恶已除。口仍渴，夜间呓语，胸膺板闷不舒，便结旬余未行，脉滑小数，舌苔黄腻。阳明郁热，湿滞未化，守原意出入。

上方去豆豉、鲜姜衣、半夏。枳壳改炒枳实9g；加全瓜蒌15g，云茯神12g，九节菖蒲3g。2帖

诊治要点：春温反复，多因伤食或劳累引起。本例壮热、烦渴，伴有胸痞呕

恶、便结、腻苔满布，显系温热夹湿滞交阻中焦之象。春温本以清里热为大法，今温热郁于表，而湿滞蕴于里，故仿王氏连朴饮意，以黄连、厚朴、芦根清热化湿，栀子、豆豉、青蒿清宣郁热，半夏、枳壳、竹茹降逆行滞。二诊伏邪虽得外达，而湿滞蕴积尚重，所以仍用连朴辛开苦降为主。至其便结不通，虽已旬外，然呕恶已去，且无脘腹胀痛之证，故不用硝黄之类，而只取枳实、瓜蒌以导滞通腑，用药之精细，实堪取法。

案二　春温扰营，肝风暗动。治宜清营达邪，平肝镇心。

宋某，男，29岁

初诊：头摇肢颤起见，继即寒热头痛，呕吐汗出，齿缝流血，神志不清，呓语不寐，脉弦数鼓指，舌绛苔浮。本有肝风宿患，近感新邪引动伏温，兼抱椿庭之痛，温邪夹心肝之火扰犯营分，新陈夹集，化燥动风可虑。姑为清营达邪，平肝镇心，清营汤加减。

处方：乌犀尖（磨冲）2.4g，鲜生地30g，炒银花12g，连心翘12g，薄荷（后下）3g，香青蒿6g，广郁金6g，钩藤（后下）9g，川连1.5g，天竺黄6g，茯神12g，黑山栀6g，炒竹茹4.5g。1帖

另：珍珠粉0.6g，上血珀0.6g，和匀，开水先下。

二诊：进清营达邪，平肝镇心药后头痛大减，齿血亦止。惟身热未退，神志时明时昧，少寐心烦，口渴呓语，舌尖红干，苔薄，脉来弦数。心肝之火渐平，伏热尚未透达，营液有受伤之象。守原意佐以生津。

上方去乌犀尖、川连；加铁皮石斛12g，麦冬6g。2帖

三诊：今日神志清醒，入夜已能安寐，偶或呓语，颈胸部白痦较多。身热退而不清，有时心烦，渴不多饮，舌干红，苔薄黄。津液日渐耗伤。法当养阴清热，兼以达邪。

处方：鲜石斛12g，陈豆豉9g（同打），大麦冬9g，乌元参9g，连心翘12g，云苓神各12g，竹叶30片，青蒿梗6g，肥知母6g，黑山栀6g，鲜芦根（煎汤代水）30g。2帖

药后，黎明身出凉汗，热退脉静。

诊治要点：旧病新病夹杂为患，乃临床常见。张仲景说："夫病痼疾，加以卒病，当先治其卒病。"指出新旧同病，原则上当先治新病。然而在新病旧病互相影响的情况下，则当新陈兼顾，标本同治。本例患者原有肝风宿患，病前适逢其父去世，心火内烧，肝风暗动；加以夹感春温，以致内外合邪。叶天士说"火

内寄肝胆,病来迅速",故起病头摇肢颤,继即出现寒热头痛、齿衄、神昏、呓语等严重征象。治疗上既要平肝镇心,又当清温达邪。故初诊除犀角、生地、钩藤、竺黄、珠粉、血珀之外,又用银花、连翘、青蒿、薄荷、栀子、黄连。药后头痛大减、齿衄亦止,然心肝之火较易镇平,而春温伏邪一时常难透达;有一分热,即有一分伏邪,邪热必伤津液。三诊神志已清,夜能安寐,但热退不清,白痦较多,即是此故。处方用鲜石斛与陈豆豉合打,寓养阴于泄邪之中;麦冬、元参、知母与山栀、青蒿、连翘并用,为清热不忘养阴也。

案三 春温扰营,发疹夹痦。法当清热透邪,宣肺化湿。

庄某,女,36岁

初诊:春温八日,鼻血止后,经事初净,红疹外发,夹有白痦,壮热已从汗减,惟夜间烦扰,少寐,偶尔呓语,胸膺不舒,脘腹作痛。今增呛咳,耳聋,面黄,舌苔根黄,尖深红,脉濡滑而数。血分伏邪外达,肺胃痰热湿滞蕴结,心营受扰。法当清热透邪,宣肺和中。

处方:香白薇9g,苏桔梗各5g,炒僵蚕6g,青蒿9g,杏苡仁各9g,川郁金6g,净连翘9g,佩兰6g,广木香2g,粉丹皮6g,赤芍6g,九节菖蒲3g。1帖

二诊:温邪九朝,疹痦齐发,壮热步退,脘腹疼痛已止,经事亦净。仍呛咳,耳聋,目花,夜寐欠酣,面色、舌苔、脉象如前。伏温步透,肺胃痰热未清之候。

上方去苏桔梗、僵蚕、广木香;加川贝母3g,象贝母9g,冬瓜子12g。2帖

三诊:疹痦渐回,呛咳亦轻,夜寐较酣,渐思谷食,食入颇舒,脘腹痛未作。惟耳聋未聪,舌根浮黄、尖红,脉濡细小数。邪热初去,肺胃渐和,不再反复为顺。

处方:前胡3g,川贝母3g,净连翘9g,杏苡仁各9g,象贝母9g,粉丹皮6g,青蒿5g,香白薇6g,佩兰6g,云苓神各9g,炒竹茹5g,冬瓜仁12g。2帖

诊治要点:本例初诊已属温热动血之后,然疹发带痦,此不仅热从血络而出,且夹湿邪郁蒸为患。病人面黄,即夹湿之明证。呛咳、胸部不畅、脘腹疼痛,固为邪阻肺胃之象,但从夜间烦扰少寐、呓语、耳聋等症而言,可知心营受邪热之侵扰尤重。症情复杂,治须兼顾。故方中用白薇、青蒿、连翘、僵蚕以清热透邪,苏梗、桔梗、杏仁以宣畅肺气,佩兰、苡仁、木香以和中化湿,丹皮、赤芍以凉血,郁金、菖蒲以宣窍。温热虽涉营血,但兼气分湿滞之症,用药不宜过于寒腻。二诊药颇合机,故病势日趋好转。

三、小结

春温辨证对邪伏部位尤应注意。如病案一为伏邪湿滞蕴结肠胃；病案二为温邪夹心肝之火窜犯营分，肝风暗动。春温治疗以清里热为大法，故或用葛根芩连合温胆、连朴之类，或用三仁合菖蒲、郁金，或用清营汤等。病案三为春温见有发疹夹痦，则又当加入清透之品，使邪从卫而解。

第三节 暑 温

一、概述

暑温是夏暑当令之时感受暑热病邪引起的急性外感热病，初起即见壮热、烦渴、汗多、脉洪等气分证候，且具有发病急、变化迅速、易耗气伤津，出现汗出不止、喘喝、脉虚大等阳气欲脱及闭窍动风而致的昏谵、痉厥等变证。本病的发生与人体元气亏虚有一定的关系。对暑温的治疗，应该及早驱邪，辛凉透邪、清热解毒、养阴增液、镇痉息风、清心开窍、通下逐邪诸法常可互相配合，泄热存阴。

颜氏认为暑温系夏令感受暑热之邪而发的疾病，临床以气分大热为特征。但暑邪易伤津气，化燥入营，又多兼湿，故治疗时须分清表里、气血、湿燥。

二、医案四则

案一　暑温内盛，里热外厥。治宜清暑泄热，凉血保津。

薛某，男，51岁

初诊：暑温化燥，汗痦成片，壮热不为汗解，口渴气粗，谵语，便结溲赤，今又肢冷，脉滑数，舌苔糙黄。邪热外达未果，郁结于里，热深厥深。当为泄热保津，拟白虎汤加减。

处方：生石膏（先煎）30g，知母6g，连翘9g，黑山栀9g，金银花9g，川通草3g，赤苓12g，益元散（包煎）15g，光杏仁9g，淡竹叶30g。1帖

二诊：昨进白虎汤法，气粗谵语虽减，热势仍未退，心烦、口渴、汗多、肢冷不和，又忽吐血，色颇鲜，脉滑数，舌质红，苔糙黄。邪热郁里，阴液被灼，迫血妄行。亟为凉血泄热。

上方去杏仁；加鲜生地24g，粉丹皮6g，乌犀尖（另磨冲）1.5g。

三诊：进凉血泄热法，热减血止，烦渴多汗亦折，肢冷转和。惟小溲短赤，少痹，唇干，舌红。里热已清，心胃阴伤。转为养阴生津，以清余热。

处方：川石斛9g，黑山栀6g，肥知母9g，川通草3g，黑玄参9g，大生地9g，益元散（包煎）9g，连翘9g，生石膏（先煎）20g，茯神9g，竹叶30片。

诊治要点：暑温化燥，热郁于里，常致里热外厥，此时当脉症合参。《伤寒论》曰："脉滑而厥者，里有热。"本例初诊壮热、口渴、谵语之后，出现肢冷，其脉滑数，显系"热厥"。所谓"热深厥亦深，热微厥亦微。"故以石膏、知母、银花、连翘、山栀等为主，清热解毒于里；佐以滑石、赤苓、通草泄热于下。气分暑热炽盛，极易内窜营血而耗血动血，盖血属阴本静，邪热内迫，遂不安其位。二诊中壮热未退，烦渴汗多，又忽吐血鲜红，是为气血两燔，血热妄行。因而于前方银翘白虎汤法之外，加入犀角、生地、丹皮以凉血泄热。三诊所见，可知侵入血分之邪热已清，而心胃两经之阴液已伤。故转为养阴清热，以善其后。

案二　暑温化燥，热极生风。治宜透热养阴，清热凉血，开窍息风。

虞某，男，46岁

初诊：暑温化燥，神识昏糊，时有谵语，烦躁不寐，手足妄动，耳聋舌强，便结，或寒或热，脉滑大鼓指，舌尖红，苔浮黄。气分邪热未尽，内犯营血，热极生风。亟为清热凉血，开窍息风。

处方：鲜生地30g，豆豉12g（合打），薄荷4.5g，鲜石斛15g（合打），黑山栀6g，光杏仁9g，全瓜蒌15g，连心翘12g，梨汁（冲）1杯，益元散（包煎）12g，生竹茹9g。1帖

另：牛黄清心丸1粒，至宝丹1粒。用钩藤9g，九节菖蒲3g，煎汤，分两次化服。

二诊：丸煎并进，遍体得汗，烦躁及两手妄动先定，已能入寐，醒后神志清楚，舌强，恶寒亦除。惟热退未清，两耳欠聪，唇干，小溲短赤，大腑不行，脉小滑而散，舌尖干红，中心浮黄。内陷营血之邪热已得透泄，而气热未清，转当清热生津。

上方去豆豉、薄荷、牛黄清心丸、至宝丹；加青蒿6g，炒枳壳6g，赤苓12g，大麦冬9g。2帖

药后身热即退，腑气亦行。

诊治要点：本例暑温化燥，神昏谵语，烦躁不寐，舌强耳聋，手足妄动，乃暑热之邪内陷心包，激动肝风使然。前人称为"暑风"。此种证候，既须清热凉血，又当开窍息风，故初诊用鲜生地与豆豉合打，薄荷与鲜石斛合打，并佐山栀、连翘，此前人"黑膏"、"白膏"遗法，透暑热于凉血生津之中。牛黄、至

宝并用，正如《温热经纬》所说"外热一陷，里络就闭，非菖蒲郁金等能开，须用牛黄丸至宝丹之类以开其闭"。观三诊遍体得汗，风定神清，足见用药得当，奏效至捷。

案三　暑热夹湿，伤津阻络。治宜清暑生津，祛湿通络。

何某，男，39岁

初诊：暑温壮热多汗，口渴唇干，胸痞作恶，心烦不寐，小便黄，脉滑数，舌干，苔黄边白。暑热夹湿蕴中，阳明热盛，阴津耗伤之象。

处方：生石膏（先煎）30g，酒子芩5g，肥知母6g，大杏仁9g，连翘9g，黑山栀9g，六一散（包煎）15g，天花粉12g，赤苓12g，川郁金6g，淡竹叶30片，姜竹茹5g。1帖

二诊：昨用白虎汤法，壮热多汗已退，烦渴大减，已能安寐。惟胸痞不舒，头昏腰痛，脉濡滑而数，舌干转润，黄苔转白。暑热渐退，湿邪未去。仍从原意增损。

上方生石膏改为20g；去郁金、花粉、连翘、竹茹；加生苡仁15g，白蔻仁3g，丝瓜络（炙）5g。2帖

诊治要点：暑温古称"暍病"。《金匮要略》说："汗出恶寒，身热而渴，白虎加人参汤主之。"此乃暑病之正治法。本例壮热多汗，烦渴不寐，显系暑热内盛，既耗阴液，又复迫津外泄所致。然胸痞作恶，苔黄而边白，乃暑中夹湿，虽其见症尚不显著，但治当兼顾。故方中除用石膏、知母、山栀、黄芩、连翘、竹茹等清里热外，又用六一散、赤苓、竹叶以祛湿邪；用花粉是生津于清热之中；用杏仁、郁金则是开上而化湿浊；未见气虚，故不用参。药虽普通，法度井然。二诊所见，说明清暑已奏其效，祛湿尚未见功。症见头昏腰痛，乃湿郁使然。《温病条辨》所说"湿郁经脉"的身痛即属此类，故加苡仁、蔻仁、丝瓜络等辛淡通络以祛湿邪。

案四　暑邪痰滞，内迫心胃。治宜清暑透邪，化痰开窍。

张某，男，28岁

初诊：四日来壮热少汗，胸闷气粗，昨又增谵语、呃逆。舌苔腻黄，脉不应指。暑邪入于阳明，夹痰滞上逆，大有内陷之虑。当清暑透邪而化痰滞。

处方：粉葛根9g，黑山栀6g，赤茯苓12g，姜川连3g，大杏仁9g，益元散（包煎）12g，上川朴5g，藿香6g，炒枳壳6g，炒竹茹5g，石菖蒲3g，荷叶30g。

1 帖

二诊：壮热从汗而退，谵语、呃逆已止，脉沉亦起。仍胸闷不舒，舌苔腻黄。暑邪虽得外泄，痰滞化而未尽，尚虑生变。

上方去葛根、益元散、山栀；加川郁金6g，陈皮5g，正滑石12g。2 帖

诊治要点：本例壮热数日，出现谵语、呃逆、脉沉，显系暑邪内迫所致。盖暑证多有汗，今壮热少汗，邪不外达，势必内迫。暑邪夹痰滞交结阳明为患，伤胃则呃逆，扰心则谵语，阻遏脉道则脉不应指。由是以观，清暑透邪，确系急务。葛根为阳明经药，能发表透邪，故用为主药；配以黄连、山栀、厚朴、藿香、菖蒲之属，辛以开之，苦以降之，芳香以化之。表通里和，病乃转机。

三、小结

暑温系夏令感受暑热之邪而发的疾病，临床以气分大热为特征。但暑邪易伤津气，化燥入营，又多兼湿，在治疗时注意透邪养阴相结合，清暑泻热才能保津。若见化燥之症，或见伤阴里结，或暑极生风，或里热外厥，或耗气伤津，或内迫心胃，选方人参白虎、增液、黑膏汤等随证加减，每能收效。至于暑温见疹痦，或壮热无汗者，则须在清暑之中加入辛开之品。

第四节　暑　湿

一、概述

暑湿是夏季感受暑湿病邪所引起的外感热病，暑湿的特点是暑热为主兼有湿重，临床表现为暑热见证的同时，还有胸痦、身重、苔腻、脉濡等湿热内阻的症状，又可因乘凉饮冷太过，发为暑湿兼寒证。暑湿病邪兼有暑邪火性炎热酷烈、传变迅速，以及湿邪重浊，易侵犯中焦脾胃，弥漫三焦的双重特点。如见眩晕、耳聋、咳痰带血为暑湿蒸腾上焦；见脘痦、呕恶、纳呆为暑湿困遏中焦；见下痢、溺赤为暑湿下迫，泌别失职。正气虚弱，尤其是脾胃虚弱，是发生本病的内在因素。

颜氏认为暑湿为病，有传变迅速和湿邪重浊的双重特点，暑湿交结，证多变故。

二、医案八则

案一　风暑痰湿，内蕴下注。治宜宣邪清暑，化痰利湿，兼顾其阴。

邵某，女，36岁

初诊：病延一月，身热时高时低，有汗不解，胸膺痞闷，呛咳有痰，口干咽垽，白带甚多，脉小数而滑，舌红苔黄。风暑未透，为痰浊所搏，且内蕴之湿热下注奇经。先当宣邪清暑，兼化痰湿。

处方：香白薇9g，青蒿梗6g，黄芩4.5g，黑山栀6g，法半夏6g，新会皮4.5g，江枳壳6g，光杏仁9g，象贝母9g，广郁金6g，旋覆花（包煎）6g，云苓9g，炒竹茹6g。2帖

二诊：昨夜高热，今仍不退，不时有汗，胸闷咽垽，口渴咳痰，带多，脉小数，舌红苔边白而糙。风暑为痰湿所搏，留滞气分，肺气不宣，津液暗伤。用前法兼顾其阴。

上方去白薇、枳壳、旋覆花；半夏改用3g；加正滑石12g，青荷叶15g，鲜石斛9g。2帖

三诊：暑温热清复热，得汗不解，胸膺痞闷，咳嗽减，咽垽痰鸣，渴不多饮，脉小数，舌苔黄。阴分渐伤，气分邪热未清，肺胃痰浊内阻。仍当顾阴清邪。

处方：鲜石斛12g，薄荷2g（合打），酒子芩6g，正滑石12g，青蒿6g，川连1.5g，杏仁9g，茯苓9g，橘皮4.5g，郁金6g，瓜蒌皮12g，竹茹4.5g，藿香梗各6g，青荷叶15g。3帖

四诊：身热已降，咳稀痰少，胸闷较舒，舌苔砂黄渐润，白带仍多。

上方加椿根皮9g，薏苡仁15g。3帖

诊治要点：暑本火邪，发病急而传变速。本例病延一月之久，不仅身热时高时低，有汗不解，且出现湿热下注症状，其原因在于夹有风痰湿浊，故病情缠绵，治必兼顾。用白薇、青蒿、栀子、黄芩以祛风暑，杏仁、贝母、陈皮、半夏以化痰止咳，云苓、滑石清利湿热。但风暑究属阳邪，易于伤津，二诊舌苔边白而糙，即其朕兆，故加石斛以顾其阴。而痰湿又系阴邪，难以骤去，必须坚持宣化渗利，从本例一至四诊用药，可以看出此点。总之，遇此等症候，要胸有成竹，守住主方，不率而更张，终能收到预期效果。

案二 暑湿夹滞，交结肠胃。治宜宣邪清里，以化痰滞，表里双解。

张某，男，38岁

初诊：暑温一候，寒热头痛少汗，脘闷胁胀，呕恶下利，里急不爽，入夜呓语，面色黧黑，脉数而沉，应指不楚，舌苔腻黄。暑邪未从表达，与痰滞壅遏于里，肠腑传异失常。当宣邪化浊，表里双解。

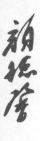

处方：粉葛根9g，姜川连1.8g，酒子芩4.5g，上川朴2.4g，江枳壳6g，黑山栀6g，茯苓9g，新会皮4.5g，半夏曲6g，川郁金6g，姜竹茹6g，青荷叶15g。2帖

二诊：两进表里双解，白痦随汗外发，隐约未透，表热略减，胸闷较舒，呕恶下利亦稀。呛咳有痰，寐中自笑，间或呓语。脉来小数，沉象已复，舌苔腻黄。暑湿初有透达之机，痰滞阻于肺胃，心神受扰。仍当宣邪清里，以化痰滞。

上方去川朴、山栀、郁金。加益元散（包煎）12g，瓜蒌皮12g，薄荷3g。

三诊：药后白痦透布，呕止，胸闷大舒，表热就退，泄痢亦减，昨夜未闻呓语。仍呛咳多痰，舌红苔黄，脉转小滑。肺胃痰滞未清，津液渐伤。当于化湿除痰法中增入生津之品。

处方：藿佩兰各6g，鲜石斛12g，光杏仁9g，川贝母4.5g，枳壳6g，茯苓9g，瓜蒌皮12g，半夏曲6g，六一散（包煎）12g，炒竹茹4.5g，青荷叶15g。3帖

诊治要点：本例初诊时已一候，由于暑湿痰滞搏结不解，表里合邪，以致寒热少汗、呕恶下利、脘闷呓语。就其症情而言，显然以里证为重。故用葛根芩连汤合温胆汤加减，表里双解，着重治里。王孟英说："暑是火邪，心为火脏，邪易入之。"因而暑邪痰滞搏结，内犯神明，临床上很多见。本例初诊入夜呓语，脉沉不楚，已具朕兆；二诊寐中自笑，足证心神受扰，不需清心开窍，而以祛其暑邪，化其痰滞即可。观二诊只于原方中加益元散，三诊即表通里和，诸恙悉退，辨证用药之精当，于此可见。

案三　暑湿交结，降化失常。治宜芳香化浊，通腑导滞。

彭某，女，25岁

初诊：身热不为汗解，已有五日，胸膺痞闷，烦扰，小腹作胀，频频嗳噫作恶，矢气频传，欲大便而未果，渴不欲饮，口泛甜味，脉象小数，舌苔薄腻。暑湿蕴结肠胃，降化失常。当芳香化浊，运中导滞。

处方：姜川朴3g，藿香6g，佩兰6g，青蒿6g，姜半夏9g，青陈皮各5g，焦楂曲各9g，海南子9g，光杏仁9g，炒枳实6g。2帖

另：玉枢丹0.6g，开水送下。

二诊：微寒发热、有汗不解已七日，热成湿温，胸痞嗳噫，口甜，渴喜热饮，腑通不畅，腹胀，脉濡数，舌苔薄白。暑湿交结肠胃，仍未宣化。拟栀子豉汤加味。

处方：香豆豉12g，黑山栀6g，藿香6g，佩兰6g，上川朴3g，制半夏6g，采云曲12g，大腹皮9g，佛手3g，滑石12g，橘皮9g，青蒿6g，枳壳6g。2帖

三诊：药后得汗，恶寒发热已退，口甜亦撤，胸膺未舒，大便虽通不爽，小腹作胀，脉濡细，舌苔腻黄。肠胃湿滞未清，表解里不通，再为通腑化浊。

处方：上川朴3g，苍术9g，枳实6g，全瓜蒌15g，槟榔9g，青陈皮各5g，杏仁9g，郁金6g，采云曲12g，冬瓜子皮各12g，脾约麻仁丸（包煎）12g。2帖

四诊：今晨大便通而不畅，寒热已解，小腹仍胀痛，胸膺痞闷，渴不欲饮，腰脊作痛，脉濡细，舌苔腻黄。肠胃湿滞未清，当再苦降辛通。

处方：上川朴3g，炒苍术9g，姜川连2.4g，光杏仁9g，法半夏6g，青陈皮各4.5g，大腹皮9g，采云曲12g，枳实6g，火麻仁12g。2帖

药后病即霍然。

诊治要点："暑必兼湿"，此暑邪夹湿交结肠胃为病，徒清其暑则湿不化，徒燥其湿则热愈炽，故以芳香化浊为法。发热微寒为卫分未清，气分已盛，叶天士云："在卫汗之可也，到气方可清气"，以仲景栀子豉汤外以解卫，内以清气，使邪外透，汗出热退，化湿导滞以善其后。

案四　暑湿秽浊，互蕴中宫。治宜逐秽化浊，降逆开胸。

高某，女，36岁

初诊：间日疟两作即止，漫热不清，少汗，胸膺痞闷，懊憹莫可名状，呕恶不止，间或呃逆，头目眩昏，脉沉滑，苔厚腻。寒暑痰湿互蕴中宫，酝酿未化，气机失其舒展之候。法当辛开苦降。

处方：姜川连3g，姜半夏6g，炒枳实6g，姜山栀9g，旋覆花（包煎）6g，橘皮4.5g，川郁金6g，淡干姜1.8g，茯苓神各9g，姜竹茹6g，灶心土（煎汤代水）30g，姜汁（冲入）2滴。1帖

二诊：药后胸膺板闷及懊憹依然，呃逆加甚，呕吐痰涎颇多，大腑坚鞭，不易排出，目眩，身热不扬，脉沉迟而滑，舌苔根腻中白。暑邪虽轻，寒湿痰阻于三焦，胃气失于和降。当再化浊降逆，参用四磨汤法。

上方去干姜、茯神；加川朴2.4g，刀豆子12g，柿蒂8个。1帖

另：小青皮、江枳实、花槟榔、贡沉香各1.5g开水磨汁，用煎剂过口，先下。

三诊：今日胸闷懊憹均见轻减，呃逆呕吐亦稀。大便仍秘结，微热，坐起觉头昏目眩，脉象沉滑，舌苔薄白。阳明似有和降之机，寒暑湿痰尚未尽化。表里

之邪必由三焦升降出入。守原意更进。

上方加瓜蒌仁9g。2帖

四磨用法同上。药后呃呕止，脉沉迟，腑气亦行，病去十之七八。改用和中化湿收功。

诊治要点：本例疟止之后，漫热不清，暑邪虽不重，然寒痰湿滞蕴结中宫则至为明显。就其临床表现而言，又以胸闷、懊侬、呕恶不止、舌苔厚腻等症为突出，此即前人所谓"暑秽"之类。秽者，秽浊之气，质言之，亦即寒痰湿滞互蕴为患。故初诊以辛开苦降的黄连温胆汤为主方，佐以栀子、干姜清暑散寒而化痰湿。但呕恶之外又兼呃逆，胃气上逆殊甚，必须和胃降逆，因而于半夏、陈皮、竹茹之外，又用旋覆花、灶心土、姜汁之属。应当指出，暑湿秽浊之气交阻于中，困遏气机，如不急于扫除，可致蒙蔽清窍，引起神昏。救治之法，则当逐秽化浊与降逆开胸并用，二诊在前方基础上参用四磨汤法之后，病势获得扭转。可见用法得当，则应手而效。四磨汤以调气降逆见长。经验证明，暑秽困中之候，玉枢丹独擅胜场。

案五　暑邪夹湿，交结阳明。治宜清暑化湿，辛开苦降。

张某，男，50岁

初诊：暑邪夹湿滞交结阳明，不得下降，胃气上逆，邪滞内犯心神而致壮热、谵语、胸闷、气粗、呃逆频频，脉沉不应指，舌苔腻黄。大有内陷之虑，辛开苦降为先。

处方：姜川连2.4g，上川朴3g，法半夏6g，广藿香6g，炒枳壳6g，姜山栀6g，粉葛根6g，陈皮3g，赤苓12g，炒竹茹6g，益元散（包煎）12g，青荷叶15g。2帖

二诊：壮热从大汗而退，脉沉随起，谵语、呃逆亦止。但胸膺痞闷未舒，舌苔腻黄。内陷之象已解，阳明湿滞尚未尽化，气机之辗转失其常度。守原意出入。

上方去葛根、黑山栀、益元散；加正滑石12g，郁金6g，六曲12g，旋覆花（包煎）6g。2帖

诊治要点：暑湿邪在气分，可见多种证候，暑热湿滞交结阳明为其中之一。本例壮热、谵语、呃逆频频，舌苔腻黄，脉沉不应指，已呈内陷之象。然暑邪不去，湿滞不化，其病难除。故初诊仿王氏连朴饮意，姜黄连、姜山栀、厚朴、半夏苦降辛通；并佐葛根疏其表，赤苓、滑石利其湿，终于一战而定。

案六 暑湿化燥，里结生风。治宜泻热存阴，增液通腑。

汤某，男，36岁

初诊：暑邪湿滞郁结气分，汗出不彻，暗伤厥少阴经。红疹白痦虽透，身热不清，迄今旬外。谵语喃喃，两手间或颤动，便泄，口渴，脉小滑带数，舌苔糙黄。将有化燥生风之险，法当育阴清热。

处方：鲜石斛12g，薄荷3g（合打），云茯苓9g，金银花9g，连心翘12g，南花粉12g，黑山栀6g，益元散（包煎）12g，青蒿6g，大杏仁9g，炒竹茹6g，青荷叶15g。2帖

二诊：进甘润存阴泄热，疹痦已回，表热亦退。神志仍欠明了，两手循衣摸床，少腹拒按，腑通黑垢不畅。脉沉滑而数，舌苔灰黄，尖干。气分邪热内迫，势成内结。当为泄热存阴，以清心神。

上方去薄荷、银花、花粉、青蒿、茯苓、竹茹；加上川连2g，大麦冬9g，炒枳实4.5g，全瓜蒌18g，茯神12g，双钩藤（后入）6g，辰拌灯芯3g。2帖

另：牛黄至宝丸1粒，用薄荷3g，钩藤9g，煎汤化服。

三诊：今日大腑未通，少腹痞硬拒按如故，神志虽稍清，两手仍妄动，口渴欲饮，唇焦，苔转干黑，脉滑数而沉。阴伤热结，化燥动风堪虑。当通腑泄热救阴。

处方：上川连2.4g，大麦冬12g，全瓜蒌18g，连心翘9g，茯神12g，双钩藤9g，益元散（包煎）12g，川石斛12g，杏仁9g，肥知母6g，鲜生地30g，炒山栀6g，凉膈散（包煎）30g。2帖

四诊：药后腑通两次颇爽，胸腹舒适，神清气爽，入夜安寐，进食亦能安受。舌苔步化，尖端渐润，脉濡滑。法当养阴和胃，以善其后。

上方去凉膈散、川连、瓜蒌、双钩藤、山栀、知母；加鲜沙参9g，黑玄参9g，冬瓜子12g，焦谷芽12g，砂仁3g；生地改用9g。3帖

诊治要点：暑湿化燥，必伤阴液。本例初诊时舌苔糙黄、谵语、两手妄动，乃心肝阴伤，势将神糊动风；然气分邪热未尽，疹痦外透，身热不清。因此，用石斛、薄荷、山栀、青蒿、银花、连翘、益元散之类，寓养阴于清热之中。若暑温不仅化燥，而且里结，则病情更为复杂。本例初诊便泄；二诊少腹拒按，腑通黑垢不畅，舌苔灰黄，尖干；三诊大腑不通，唇焦，苔转干黑，阴伤里结已重。叶天士《外感温热篇》说："三焦不得从外解，必致成里结。里结于何？在阳明胃与肠也。亦须用下法。"一般温病通下，多用增液通腑法。盖温热伤阴，通腑

必兼顾阴分。本例三诊用鲜生地、麦冬、石斛、黄连、山栀、知母合凉膈散、瓜蒌、杏仁，是通腑清热与养阴相结合，乃增液承气汤的变化运用。温病用下法，能截断、扭转病势。本例暑温化燥里结，症势甚重，但经通下，立见转机。柳宝诒说："温热病热结胃腑，得攻下而解者，十居六七。"确是经验之谈。

案七　暑湿拂郁，生痰化风。治宜平肝息风、涤痰清神为先，清暑化湿继之。

韦某，女，40岁

初诊：暑温旬外，始而发热头痛，胸闷烦扰，忽然手足厥冷，神志不宁，肢颤肉瞤，喉中有痰，切脉沉而不楚，舌苔薄腻。暑热拂郁于里，已有生痰化风之势。亟为平肝息风，涤痰清神。

处方：白薇9g，明天麻3g，双钩藤（后入）9g，白蒺藜12g，天竺黄4.5g，旋覆花（包煎）6g，杏仁9g，广郁金6g，云茯神12g，生石决（先煎）30g，炒竹茹4.5g，远志4.5g，石菖蒲4.5g。1帖

二诊：昨进平肝息风、涤痰清神之剂，肢冷已和，神志亦宁，入夜略能安寐。手足有时震颤，身热不为汗解，咽仄痰难出，少腹攻痛，脉转弦滑而数，舌起黄苔。风阳渐定，肝家气火未清，暑邪痰热逗留为患。守原意更进一步。

处方：煨天麻3g，双钩藤（后下）9g，生石决（先煎）30g，黑山栀6g，旋覆花（布包）6g，茯神12g，竹沥半夏6g，小青皮4.5g，川楝子9g，乌梅炭4.5g，炒竹茹4.5g，金果兰4.5g。2帖

三诊：今日已能安寐，手足震颤已定，少腹攻痛亦折。惟热退不清，口干咽仄而痰黏，脉滑数，苔黄。气火虽平，暑热痰浊交搏，仍未尽化，痰不去则热难清，转为清暑化痰。

处方：青蒿6g，酒子芩6g，黑山栀6g，青陈皮各3g，竹沥半夏6g，橘络2.4g，茯苓9g，炒枳壳6g，正滑石12g，炒竹茹4.5g，旋覆花（布包）6g，金果兰4.5g。3帖

迭进清暑化痰，诸恙渐退而康复。

诊治要点：暑邪内侵，易于入心，尤能激动肝风。故刘河间云："大凡风病，多因热甚。"本例感受暑邪是其本，肝阳化风是其标。从初诊病情看，暑温旬外，忽然手足厥冷，神志不宁，肢颤，喉有痰声，脉沉不楚，可知邪热拂郁，肝风内动为急。急则治其标，故用天麻、钩藤、生石决、白蒺藜平息肝风为主，菖蒲、郁金、竺黄涤痰清神为佐，从而稳定病势。二诊中出现少腹攻痛，结合其脉转弦

滑而数，亦系肝气横逆所致。因此，酌加青皮、川楝，以疏泄肝气。肝风平息之后，当图治本，故三诊转为清暑，用青蒿、黄芩、山栀、滑石之类为主。治病必须分清标本缓急，温热病亦然。

案八　暑湿郁蒸，疹痦齐放。治宜清暑透疹，利湿化痰。
程某，男，30 岁
初诊：暑湿十日，红疹白痦外发，壮热得汗不解，呛咳多痰，渴喜热饮，夜间少寐，偶有呓语，大便溏泄，脉小数而滑，舌红根黄腻。风暑痰湿交蕴于中，最防化燥。
处方：大豆卷 15g，大杏仁 9g，苏桔梗各 5g，香青蒿 6g，酒子芩 5g，陈橘皮 5g，炒银花 9g，粉葛根 6g，云苓神各 12g，连翘 9g，益元散（包煎）12g，青荷叶 30g。2 帖
诊治要点：凡病见症多端，总由病因复杂。本例风、暑、痰、湿四者交结为病，涉及肺、胃、肠及心包等脏腑。暑湿郁蒸肺胃而壮热不退，外发肌腠而为疹痦，下注于肠而大便溏泄，内扰心神而少寐呓语，风痰恋肺而呛咳多痰。显然，治当清暑热，透疹痦以防化燥内陷，故用豆卷、青蒿、葛根、银花、连翘、黄芩。用益元散、荷叶在于分利湿热，用苏桔梗、杏仁、橘皮在于疏风化痰，凡此均有利于发挥主药作用。审因论治，温病与杂病原无二致。

三、小结

暑湿系夏令感受暑湿之邪而发的疾病，暑邪易伤津气，化燥入营；又多兼湿，故治疗时须分清表里、气血、湿燥。例如案一至案三为表里同病，外有暑热之邪，内有痰湿为患，治宜表里双解；案四为暑湿兼寒，秽浊困中，用玉枢丹合四逆散化浊降逆；案五和案六为邪在气分，湿热交蕴则用连朴饮，阳明热盛取白虎汤。案七为暑热拂郁于里，已有生痰化风之势，予天麻钩藤平肝息风；案八为暑湿郁蒸肺胃，疹痦外发，治宜清暑透疹、分利湿热。

第五节　湿　温

一、概述

湿温是感受湿热病邪引起的，初起以脾胃病变为主的外感热病。临床以起病身热不扬、胸痞、身重、苔腻、病势缠绵、病程较长为特点，多发于夏秋雨湿季

节。湿温初起表现为卫气同病；表证消失即表现为湿阻气分；病在气分若症见身热不扬、苔白腻不渴为湿重于热；若症见壮热烦渴、溲赤为热重于湿；若症见发热较甚、渴而不欲饮、苔微黄而腻、溲赤为湿热并重。若见神昏则为上蒙清窍；若见小便不利则为下注小肠膀胱；若见大便不通或泄泻则为下注肠道；若见身目发黄为郁蒸肝胆；若发白痦为邪郁于肌肤；若湿热化燥可热甚动血；若湿邪损伤阳气，可出现湿胜阳微的虚象。

颜氏认为湿温为夏秋之间最常见的一种温病，病变主要在中焦脾胃，起病缓，病程长。湿温初期，要辨别湿重、热重，在卫、在气，后期尤应注意出血、亡阳。

二、医案七则

案一　湿热夹滞，内阻肠胃。治宜宣浊清热，利湿导滞。

罗某，男，36岁

初诊：湿温近月，前医迭进宣化，颇合病机。惟因食复，身热多汗，口渴，尿赤，胸闷作恶，便结一周，腹部有时作痛，脉濡滑而数，舌苔白腻，中心仍厚。湿热互蕴未透，夹食滞阻于肠胃。拟宣浊清热，利湿导滞。三仁汤合小承气汤加减。

处方：川朴6g，枳实6g，藿佩兰各6g，生川军6g，山栀6g，蔻仁（后下）3g，杏仁12g，苡仁12g，半夏9g，滑石12g，赤苓12g，六曲12g，甘露消毒丹（包煎）12g。2帖

二诊：腑通不爽，小腹作痛、胀满、拒按，热退不清，胸闷作恶，渴不欲饮。苔白腻，脉沉濡而滑。肠胃暑湿蕴结不化，再为宣化通降。

处方：藿梗6g，佩兰6g，海南子9g，生军12g，川朴3g，枳实6g，蔻仁4.5g，半夏9g，赤苓12g，杏仁9g，青陈皮各4.5g，生姜2片。2帖

三诊：药后大腑迭通，小腹胀痛随除，身热亦从汗减，苔转薄白，惟胸腹仍有不适，口淡，脉来小滑。暑湿渐化，肠腑蕴积未清，仍予宣化。

上方去生军、杏仁；海南子改大腹皮，枳实改枳壳，川朴改2.4g；加六曲12g，冬瓜子12g，炙鸡金9g。3帖

迭进宣化，热清，胸宽，二便通调。恢复期中注意节制饮食，并充分休息，后未反复。

诊治要点：湿温湿聚热蒸，里湿较甚者，用三仁汤合甘露消毒丹加减，化湿清热，乃通常治法。本例初诊时，湿温近月，但仍表现湿蕴于里，热为湿郁，并夹食滞内阻，便结七天之久，故选三仁汤合小承气汤。二诊腑行症减，可见临床

治病，关键掌握病机，并不斤斤计较时日。热病后期，由于口腹欠慎，每致"食复"，无论伤寒还是温病，无不如此。盖大病将退，脾胃初复，运化功能薄弱，如不节饮食，脾胃负担过重，必致消化障碍，甚至酿成腑实之证。本例便结腹满、腹痛拒按等即是。腑实者当下，必须在宣化湿浊之中，用攻下法通腑导滞。观三诊时大腑迭通，身热亦从汗减，足以证明通下法在扭转病势上起到决定性作用。

案二　湿热蕴蒸，发疹眩昏。治宜轻宣芳化，清热涤痰。

聂某，男，46岁

初诊：湿温身热五日。有汗不解，头目眩昏，胸膺痞闷，口泛甜味，便结，溲赤，胸腹部红疹隐现，脉浮数，舌苔薄腻。向日好饮，酒湿本重，湿蕴热蒸，表里不透。法当宣化。

处方：大豆卷15g，青蒿6g，银花12g，连翘12g，川朴2.4g，藿佩梗各6g，枳实6g，山栀6g，杏苡仁各12g，粉葛根6g，生姜2片。2帖

二诊：药后大腑迭通溏薄，胸闷略舒。红疹未透，又见白㾦隐约，入夜偶或呓语，口甜、尿赤，胸闷头昏，苔脉同前。湿热痰滞交结气分，有内犯心神之象。仍当轻宣芳化。

处方：原方去川朴、苡仁、豆卷、青蒿、生姜。加荆芥3g，郁金6g，九节菖蒲4.5g，六曲12g，赤苓12g。2帖

三诊：汗出颇多，疹㾦未透，遍体酸痛，壮热烦扰，呓语喃喃，呛咳，痰难出，便溏，脉转弦数，舌苔腻黄。暑湿痰滞郁阻三焦，渐已化燥。拟宣表清热，兼以涤痰。

处方：粉葛根9g，川连1.8g，山栀6g，郁金6，益元散（包煎）12g，鲜藿佩各6g，连心翘12g，银花12g，茯苓神各9g，炒竹茹4.5g，酒子芩9g，牛蒡子9g，桔梗2.4g，九节菖蒲4.5g。3帖

另：玉枢丹1.0g，开水先下。

四诊：红疹白㾦透布，表热已减，便溏亦实。仍呓语，心烦少寐，两手有时妄动，咳嗽有痰，脉弦数，舌转红，边仍腻。湿邪虽达，里热尚重，痰浊未化，津液渐伤。转当清热生津，以化痰浊。

处方：鲜石斛9g，薄荷3g（合打），连心翘12g，益元散（包煎）12g，大麦冬9g，橘红3g，陈胆星3g，远志肉4.5g，天竺黄9g，竹茹4.5g，九节菖蒲3g，芦根30g，茯苓神（辰砂拌）各9g。2帖

五诊：热势大减，疹痦渐回，两手妄动，心烦吃语未定，呛咳多痰，渐思谷食，脉转濡数，舌红苔薄。里热渐清，肺家痰浊未化。

上方去薄荷、菖蒲、竺黄、胆星；加枳壳6g，贝母6g，法半夏4.5g。3帖

六诊：昨食蚕豆过多，又加恼怒，以致胸胁板闷、气逆不平。今日热势甚高，苔转腻黄。午间气逆更甚，忽然神志昏糊，两脉沉伏。肝郁不达，痰气食滞壅阻，以致闭逆。亟为降气宣窍，兼化痰滞。宗五磨饮法。

处方：沉香1.2g，郁金1.5g，海南子1.5g，青皮1.5g，枳实1.5g。1帖

上药磨汁，用九节菖蒲、旋覆花（包煎）、双钩藤各9g，煎汤冲服。

另：牛黄清心丸1粒，亦用煎剂化服。

七诊：药后脉起，神清，夜间已不气逆，胸胁亦不板闷，舌苔薄黄腻。呛咳有痰，时或谵语、身热，大便秘结。痰滞化而未清，气阴已伤，余邪逗留。当清热肃肺，以化痰滞。

处方：白薇6g，山栀9g，郁金6g，枳实6g，茯苓6g，杏仁9g，川贝6g，象贝9g，连翘6g，橘红3g，竹茹6g，竹沥半夏6g，旋覆花（包煎）6g，九节菖蒲2.4g。2帖

八诊：热度已退，咳痰亦稀。惟神疲力乏，动则有汗。今午后又忽神志昏糊，大汗淋漓，肢冷脉伏，舌质干红，苔中心色灰。正虚邪恋，阴伤阳越，痰蒙清窍。急当敛阴通阳，涤痰宣窍。宗桂枝龙骨牡蛎汤法加味。

处方：川桂枝3g，大白芍（拌炒）9g，煅龙骨（先煎）18g，大麦冬9g，煅牡蛎（先煎）18g，五味子3g，西洋参6g，川贝母4.5g，茯苓神各9g，麻黄根3g，炙甘草3g，九节菖蒲4.5g。1帖

药后约一小时许，肢和脉起，大汗亦收。惟神疲肢倦欲眠，小便欠利。改用六君子汤加减，调理半月，渐趋康复。

诊治要点：湿邪由里达表，常发疹痦。红疹虽出于肺，但已介乎气营之间，白痦则系湿邪逗留气分，失于开泄，蕴郁而成。疹痦隐约不显，总宜宣化透达，故本例初诊、二诊于清热化湿方中用豆卷、葛根、荆芥、牛蒡之属。由于暑湿下移肠腑，外见疹痦，下见便泄，因而三诊主方用葛根芩连汤。同时上焦又有痰浊逗留，症见咳痰、心烦、谵语，必须兼以涤痰化浊，故用菖蒲、郁金、玉枢丹。湿温最为缠绵，当伏邪痰热不清，则渐伤津化燥。四诊时，谵语、心烦、两手有时妄动，乃温邪化燥渐欲动风之象。故一面用石斛与薄荷合打，生津达邪；一面又用胆星、竺黄、菖蒲、远志涤痰清神。药合病机，则收效亦速。六诊突生变故，由于不慎饮食，加以恼怒伤肝，肝气夹痰滞交结，气升痰壅，上蒙心窍而致

内闭。非急予降气开窍不可，故处方五磨饮合牛黄清心丸并用，一举而挽回危局。临床治病，有一定之法，无一定之证。所谓："病千变，医亦千变。"

湿温后期，正虚邪恋，虽多伤阴，然脉虚多汗者，亦可见亡阳。正如叶天士在论湿邪时所说："湿热一去，阳亦衰微。"本例八诊时热退，神疲，动则有汗；忽然神昏，大汗出，肢冷，脉伏，舌红苔灰，显系真阳已耗，阳失依附而外越，既需复其阴，尤当温其阳，故用桂枝龙骨牡蛎汤合生脉散加减。古人说"复其阴则阳气自留"，于此而益信。

案三　湿温化燥，热陷营血。治宜清营凉血，继以生津，涤痰清神。

王某，女，41岁

初诊：湿温半月，虽得微汗，表热略减，而烦躁不安，坐卧不宁，神志昏糊，谵语，夜间两手循衣摸床，齿缝出血，耳聋，便泄。切脉弦滑而数，舌尖绛，中心浮黄。湿邪化燥，热逼营血，肝风欲动。急为清营凉血，犀角地黄汤加味。

处方：乌犀片（磨冲）3g，鲜生地45g，薄荷（同打）4.5g，鲜石斛15g，赤芍6g，酒子芩4.5g，辰茯神15g，龙齿（先煎）15g，双钩藤（后下）9g，竹茹4.5g，九节菖蒲6g。1帖

另：紫雪1.0g，开水先下。

二诊：药后狂躁之势稍定，头面多汗，仍壮热不退，神昏谵语，手指蠕动，齿衄，便泄。脉弦数，舌尖红绛，根端色灰。邪热劫营动血，扰犯神明。险关未过，乘胜前进。

上方去薄荷；加粉丹皮9g。1帖

三诊：腑通黑垢，头面多汗，狂躁已定，壮热亦减。神志仍乍明乍昧，右目似有雾障，视物不楚，呛咳，痰黏难出。脉转细滑而数，舌根灰黑，尖红。血分热邪未清，肝经风阳上僭，肠腑积垢下行；而阴津暗耗，痰湿伏热未楚，留阻心肺之络。转当生津涤痰清神。

处方：鲜石斛12g，大麦冬9g，炒白薇9g，石决明（先煎）30g，橘络2.4g，杏仁9g，川贝母4.5g，连心翘9g，杭菊花9g，炒竹茹4.5g，天竺黄9g，云苓神各9g，九节菖蒲2.4g。2帖

另：猴枣1.0g研末，开水先下。

四诊：药后热退汗收，耳聋渐闻。神志仍未全清，两手有时摸空，咳嗽。舌干无津，脉细滑，仍有数象。心神胃液已伤，湿热痰浊留恋，神明蒙蔽，仍宗原

意出入。

上方去白薇、连心翘；加水炙远志4.5g，天花粉12g，辰拌通草3g，青蛤壳15g。2帖

五诊：神志已清，右目蒙障已除。舌干渐润，灰黑苔渐退，两脉数象就平，呛咳痰咯亦爽。惟胃纳不充，夜寐欠酣。痰浊渐化，肝阳已潜，津液渐复，胃气未和也。法当养阴和胃。

处方：鲜沙参9g，大麦冬9g，云茯神9g，橘红2.5g，炒竹茹4.5g，生熟苡仁各12g，川贝母4.5g，炒枣仁9g，天花粉12g，炙远志4.5g，北秫米9g。3帖

另：鲜稻根60g，煎汤代水。

用上方后，睡眠已安，饮食渐增，二便通调，乃停药。

诊治要点：本例湿温化燥，热陷营血，病情复杂而又重。由于热盛，故重用鲜生地，津伤故用鲜石斛。因见衄血，故以生地合犀角、丹皮、赤芍合用，凉血散血。初诊尚未全入血分，仍应透热转气，故本例初诊及二诊皆用紫雪。湿温化燥，温热灼津生痰，不仅神明易被蒙蔽，亦将影响听觉和视觉。本例初诊便见耳聋，三诊中又见目若雾障，均属肝阳与痰热为患，故除养阴生津外，兼用凉肝泄热，清化痰热，如石决明、川贝、竺黄、竹茹、远志、猴枣、蛤壳之类。

案四　湿热痰滞，内蒙心窍。治宜降气导滞，清心开窍。

郦某，女，32岁

初诊：湿温四候，胸颈白痦密布，湿邪已有外达之机。但身热仍未清彻，五日未更衣，又因饮食不慎，喜啖糯米糕团，而致肠胃失职，气机郁滞，湿热与痰食胶着不化，内结中焦，神明为其蒙蔽，猝然神志昏糊，两手妄动，喉间痰鸣辘辘。两脉沉滑，左寸关不扬，舌苔黄腻。拟降气导滞，清心开窍，丸饮并进。

处方：贡沉香（磨冲）1.2g，广郁金（磨冲）1.5g，海南子（磨冲）1.5g，枳实（磨冲）1.5g。1帖

上药用九节菖蒲6g，旋覆花（包煎）9g，煎汤，分两次服下。

另：紫雪丹3g，用上药汁分两次冲服。

二诊：药后神志随清，大便畅行，舌苔黄腻亦化。余热未清，脉濡数。症势轻而未楚，再以清肃余蕴。

处方：香白薇9g，佩兰梗各6g，焦山栀6g，广郁金6g，九节菖蒲4.5g，炒枳壳4.5g，新会皮4.5g，佛手花2.5g，杏苡仁各9g，姜竹茹12g。2帖

三诊：症势甫定，昨又猝然神志昏糊，大汗淋漓，四肢清冷，两脉沉伏，舌

苔中厚灰腻。病延月余，正气已伤，阴阳离决，亟拟参附汤合桂枝龙牡汤加味以图。

处方：熟附片9g，潞党参9g，九节菖蒲4.5g，桂枝4.5g，白芍6g，牡蛎15g，陈橘白4.5g，龙骨12g，姜半夏9g，炙甘草4.5g，浮小麦30g。

药后汗收神清，肢温脉起，症情转危为安。以调理脾胃兼清余浊法收功。

诊治要点：本例湿温四候，身热未清，便结不通；又加停食生痰，以致湿热痰滞胶着，内蒙心窍，肝风欲动，症颇险重。清心开窍，固刻不容缓，而降气导滞，尤为当务之急，故先用四磨饮，继进紫雪，四磨以郁金代乌药，取其芳香逐秽。丸饮并进，收到预期效果。其后湿热未尽，又忽亡阳，可见湿温后期最多变化。然抢救及时，用药得当，又使沉疴立起。辨证用药之处，足资后学取法。

案五　湿温化燥动血，神明失守。治宜凉血散血、清心开窍，兼以息风。

王某，女，30岁

初诊：湿温三十二天，壮热不退，神志不清，烦躁不安，时而如狂，呓语喃喃，夜间循衣摸床，齿缝出血，腑行黑色如酱。脉弦数而滑，舌干绛，中心灰黄，湿已化燥，温已化热，热邪内灼营阴，络伤血溢，神明失守，殊防厥脱之变。拟犀角地黄汤加味。

处方：乌犀尖（磨冲）2.4g，鲜生地60g，鲜石斛12g，赤芍6g，粉丹皮6g，蒲黄炒阿胶珠9g，银花炭12g，地榆炭9g，辰茯神12g，双钩藤（后下）12g，生竹茹、竹叶各9g。1帖

另：紫雪1.0g，药汁送下。

药后狂躁已定，壮热大减，神志亦清，齿缝出血已少。此余邪未净，营阴受损，改投育阴止血法，逐渐转机，因患者急于回家而未能随访。

诊治要点：湿温邪在气分，病情缠绵，一旦化燥，深入营血，常致出血之变。故叶天士《外感温热篇》说："入血就恐耗血动血，只须凉血散血。"本例湿温月外，仍壮热不退，不仅烦躁昏谵、循衣摸床，而且齿缝出血、便黑如酱、舌质干绛，一派化燥动血之象。阳络伤则齿衄，阴络伤则便血。而出血过多，必致正气外脱。故用犀角地黄汤为主方，又佐以蒲黄炒阿胶珠、银花炭、地榆炭凉血止血。同时用紫雪清心开窍，兼以息风。否则内闭外脱，便不可收拾。

案六　湿温里实，内陷厥阴。治宜急下存阴，而解痉厥。

张某，男，30岁

初诊：湿温旬日，颈胸部发出白痦，身热不退，烦扰不宁，神糊谵语，两手不时妄动，大腑行而不畅，少腹满痛、拒按。脉弦数，右手欠楚，舌苔灰黄，边浮白腻。伏邪痰滞里结成实，内陷厥阴，症势极重。拟大承气汤加味挽此沉舟。

处方：生军（泡汁冲）18g，云苓神各9g，元明粉（冲）12g，竹沥半夏6g，上川朴5g，上川连2.5g，川郁金6g，炒枳实9g，双钩藤（后下）12g，连翘心9g，淡竹叶30片。1帖。

诊治要点：本例白痦外发，乃气分伏邪外达，理应热势递减。然而身热不退，烦扰不安，甚至神昏谵语，两手妄动，此邪陷心包，热动肝风之象。邪热内闭，常致脉伏不见，本例虽仅右脉不楚，其原因亦不出此。舌苔边浮白腻，说明仍有痰湿逗留。综观全局，阳明伏邪痰滞不化，化燥成实，是其关键。故主以大承气汤峻下热结。湿温病导滞通腑，以缓下为多。本例属里实内陷之急症，非急下不能存阴而解痉厥，当作别论也。

案七　湿温湿盛伤阳，病从寒化。治宜健脾利湿以通阳。

宋某，女，45岁

初诊：湿温病延三月，白痦多次退而复出，身热不扬，畏冷，肢面浮肿，胸闷腹胀，胃呆，脉来沉迟，舌红根黄。湿热滞留气分，中阳不足，渐从寒化之候。

处方：炒茅术5g，炒白术6g，上川朴3g，桂枝木3g，连皮苓15g，泽泻6g，大腹皮9g，新会皮5g，炒苡仁15g，制半夏6g，大砂仁3g，怀牛膝5g，干姜皮1.5g。

诊治要点：湿温身热白痦，乃属常事。本例白痦多次退而复出，反映湿邪颇盛，一时难以透尽。湿本阴邪，湿盛必伤阳气，故病延三月不愈，症见畏冷而脉沉迟。湿热郁久，虽多从燥化，但中阳受伤，则从寒化。寒湿中阻，健运失司，故腹胀、胃呆、肢面浮肿。然湿中仍有郁热，故身热不扬、舌红而根黄。综上所述，显然寒湿在内，阳气不运是关键，故用五苓散、平胃散合五皮饮加减，健脾利湿以通阳。叶天士曰："通阳不在温，而在利小便。"本例用药，深合古训。

三、小结

湿温为夏秋之间最常见的一种温病，病变主要在中焦脾胃，起病缓，病程长。湿温初期，要辨别湿重、热重，在卫、在气及夹滞夹痰，把握病机。湿温后期尤应注意出血、动风、寒化、亡阳等变证。案一湿热夹滞；案三、案五属热入营血，然而前者气分之热未尽，后者出血现象较重，故其主方虽相同，而辅佐药物有异；案二、案四同是发痧、食复之后出现亡阳，而案二为阴伤阳越，案四重在阳气散亡，因此虽都用桂枝龙牡汤，但前者合生脉散，后者则主以参附汤；案六为湿温化燥而成阳明腑实，故取大承气汤急下祛邪，以存津液，此乃治湿温变法之一；案七为湿温伤及中阳之证，方中加入温阳健脾之品，以防亡阳之证。

第六节 秋 温

一、概述

秋温又名伏暑，是感受暑湿病邪，发于秋冬季节，初起以暑湿内蕴或暑热内伏为主要临床表现的急性外感热病。其临床特点：①发病较急，起始即见恶寒发热、头痛、口渴、胸闷、心烦等表里同病之证。②初起类似感冒，继而形似疟疾，表现寒热起伏，惟寒热多不规则，午后热势转甚，晨起得汗稍减，但胸腹灼热不除，缠绵难解。其间可见湿热郁结，外发白痦；或湿热下注，便溏不爽之证。③暑湿化燥，内陷营血，亦可见发斑、神昏谵语、动风等症。

颜氏认为秋温是发于深秋以至冬月的一种伏气温病，主要当辨在气、在营。初期多是表里同病，治当表里双解，治表宜透邪外达，治里须注重痰、湿、热诸邪，辨证用药。

二、医案七则

案一 伏暑郁蒸，逆传心包。治宜宣解温邪，涤痰定惊。

周某，女，41岁

初诊：秋温六日，起于过度劳累之后。刻下壮热无汗，口干、胸闷、呕恶黏痰，便结未行，夜间少寐，时有呓语。脉滑数，舌苔厚腻。伏邪未得外达，夹痰滞交蕴肠胃，郁蒸于上，渐犯心包。法当宣解温邪，涤痰化滞。

处方：香豆豉12g，姜山栀6g，辰茯神12g，川郁金6g，青陈皮各4.5g，青蒿6g，连心翘9g，鲜姜衣1.5g，藿香梗各4.5g，炒枳壳6g，竹沥半夏6g，石菖蒲3g。2帖

另：玉枢丹1g，祛痰逐秽定惊，开水先下。

二诊：药后呕恶虽减，仍未得汗，身热日轻夜重，少寐呓语，腑通不爽，口渴、胸闷，舌苔根端黄腻，脉来濡细小滑。伏邪为痰滞所困，必从气分而化为顺。仍当宣邪疏表，化滞涤痰。

上方去玉枢丹；竹沥半夏改法半夏；加辰拌灯芯3束，炒建曲12g。2帖

三诊：药后便通溏薄，未得汗，身热夜甚，口渴，痰黏难出，竟夜不寐，呓语喃喃。舌根腻黄，脉濡滑小数。秋温伏暑夹痰滞交结，热盛于里，复受惊骇，殊防肝风内动。当以清热化痰，镇惊宁神。

处方：炒白薇9g，广郁金6g，天竺黄4.5g，黑山栀6g，橘皮络各3g，连心翘12g，煅龙齿（先煎）15g，双钩藤（后下）12g，茯神12g，法半夏6g，辰灯芯3束，九节菖蒲4.5g。2帖

四诊：从受惊夹邪立法，夜间略能安寐，谵语略稀，便已不溏。惟仍无汗，身热不退，口干，溲短而赤，舌苔根黄，脉转滑数。里热渐清，痰滞已有化机，伏邪犹未透达，转以宣透为法。

上方去白薇、龙齿、竺黄、橘皮；加香豆豉12g，香青蒿6g，杏仁9g，通草4.5g。2帖

五诊：得汗未畅，白㾦隐约，呛咳痰难出。下午忽然气喘不平，肢冷不和，脉沉伏，神昏谵语，心烦不寐。远道而来，劳倦脱力，邪热遏伏，痰浊阻窍。亟为宣窍涤痰，兼清邪热。

处方：香白薇9g，广郁金6g，煅龙齿（先煎）15g，川贝母4.5g，辰茯神12g，炒枳壳6g，连心翘12g，竹沥半夏6g，橘络3g，杏仁泥9g，九节菖蒲4.5g。2帖

另：玉枢丹2g，开水先下。

六诊：进宣窍涤痰之剂，脉伏已起，按之沉滑，肢冷初温，气逆较平，原方再进2帖。

七诊：药后气逆、脉沉、昏谵诸危象均见轻减，已能入寐，得凉汗，白㾦发出较多，身热亦退。仍口干，呛咳有痰，舌红，苔浮黄。伏邪渐从气分而化，阴分暗伤，肺部痰热未清。当清化痰热，佐以生津之品。

上方去龙齿、茯神、玉枢丹；加天花粉12g，竹叶30片。3帖

服药后，诸症次第退去，进入恢复期。

诊治要点：本例伏暑痰滞郁蒸，渐犯心包，病势较重，伏暑必须透达，故初诊即以栀子豉汤为主方，佐以藿香、青蒿、姜衣。然痰滞亦当涤除，因此配以菖蒲、郁金、竹沥半夏、玉枢丹。伏暑不外达，身热难退，故四诊时复用豆豉、青蒿宣透。药后得汗，白㾦隐约，为伏邪外达之象，身热亦退。温热病中，复受惊骇，症见心烦、不寐、呓语喃喃者，应防其动风，当从受惊夹邪立法。盖惊为七情，内应乎肝，故三诊治法为之一变，除菖蒲、郁

金、茯神外，又增竺黄、龙齿、钩藤、辰灯芯。惊定之后，再议治温，此治病一定之法。

案二　秋温夹滞，阻滞表里。治宜汗下兼施，表里双解。

戴某，男，29岁

初诊：秋温六日，寒热无汗，口干溲赤，胸腹胀满，便结不通，昨忽神志不清，呓语喃喃，脉沉滑而数，苔黄根腻。此秋邪未解，夹滞化热，阻于阳明，内犯心神。亟为宣透疏导，表里双解，栀子豉汤合凉膈散加味。

处方：香豆豉12g，黑山栀6g，连心翘9g，六神曲12g，光杏仁9g，广郁金6g，全瓜蒌15g，炒枳实6g，青蒿6g，赤苓12g，炒竹茹4.5g，凉膈散（荷叶包刺孔入煎）18g。2帖

二诊：进宣化疏导，今晨得汗，热退不清，自觉头部胀痛，便通欠爽，神志虽清，仍有呓语，口干作渴。脉来沉滑而数，苔黄腻。秋邪有外泄之机，阳明食滞尚未尽化。仍守原法，并增强辛凉宣散之力，又有提壶揭盖之功。

上方去豆豉，加薄荷4.5g。2帖

三诊：药后大腑迭通，胸腹舒畅，小溲色黄，身微热，舌苔浮黄根腻已消，脉转濡细。邪滞初化，表里渐和，气机亦得舒展。再为清肃余氛。

处方：薄荷3g，净连翘9g，炒枳壳6g，炒苡仁15g，冬瓜子12g，橘皮3g，六曲12g，赤苓12g，通草2.4g。3帖

诊治要点：本例秋邪夹滞，表里不通，虽见神志不清、呓语喃喃，但脉症合参，全属实热征象。故初诊时用栀子豉汤合凉膈散加青蒿、瓜蒌、枳实表里双解。二诊药后得汗，大便畅通，即热减神清。温病用汗法使邪从表而解，用下法使邪热从下而泄，都是出路，尤其是下法确能起到截断作用，本例三诊大腑迭通，表里和而病退，可资佐证。

案三　秋温夹痰，气机郁结。治宜透邪清热，利气散结。

陈某，男，50岁

初诊：秋温寒热无汗，胸膺板闷作痛，咽中梗阻，烦扰不寐，渴不多饮，脉沉滑，苔黄腻。时邪痰湿郁结，气机不利，花甲高年，内陷可虑。

处方：香豆豉9g，法半夏6g，上川朴5g，旋覆花（包煎）6g，云苓12g，炒枳壳6g，苏梗6g，川郁金6g，正滑石12g，酒子芩5g，佛手3g，生姜1片。2帖

诊治要点：本例有表有里，表证是秋邪与伏暑相搏，里证是伏邪夹痰湿交结。邪阻气机则咽吭不舒，胸部板闷作痛，内扰心神则烦扰不寐。高年病温，邪不外达而见脉沉，最虑内陷。急需表里双解，使邪有去路，故用豆豉、苏梗透解表邪，滑石、黄芩清利伏热，复用半夏厚朴汤及旋覆花、枳壳、郁金之属化痰湿而利气散结。

案四　秋温痰浊，表里郁闭。治宜表里透达，化痰开窍。

章某，男，46 岁

初诊：三日来寒热无汗，头痛，胸闷作恶，昨忽神志不清，不时闭逆，肢颤肉瞤，脉不楚，舌苔白腻。跌仆后感受秋邪，夹痰浊内陷，表里郁闭，症在险途。

处方：香豆豉 9g，香白薇 9g，香白芷 6g，双钩藤（后下）9g，广郁金 6g，竹沥半夏 6g，天竺黄 9g，远志肉 6g，大杏仁 9g，炒竹茹 5g，九节菖蒲 5g。1 帖

另：苏合香丸 1 粒，开水先下。

诊治要点：本例属秋温之重症。重在表里郁闭。盖腠理闭塞，伏邪不得外达，夹痰湿内陷。心窍被蒙，则神志不清、脉象不楚；内风蠢动，则肢颤肉瞤。表里郁闭，必使表里透达，方能化险为夷。故用豆豉、白薇等解表透邪，竹沥半夏、远志、钩藤、天竺黄等化痰息风，菖蒲、郁金、苏合香丸芳香温开。

案五　秋温表里热盛，痰热内闭。治宜透表托里，化痰开窍。

周某，女，41 岁

初诊：秋温半月，身热夜甚，无汗，口渴，溲赤，便秘作恶。近数日来又增神糊谵语，脉象不楚，舌红根黄。表里俱热，有化燥呃闭之虑。法当透表托里。

处方：香白薇 9g，大杏仁 9g，炒枳实 6g，青蒿 6g，黑山栀 6g，赤苓 12g，薄荷 3g，连翘心 9g，川郁金 6g，全瓜蒌 12g，炒竹茹 5g，九节菖蒲 3g，益元散（包煎）12g。1 帖

另：万氏牛黄清心丸 1 粒，用九节菖蒲 6g，双钩藤 6g 煎汤，分两次化服。

二诊：药后得红汗，未多即止，今日表热已减，神志较清，胸背疹点隐约。腑气未通，夜有呓语，脉来小数，舌尖红苔黄。当再透托，原方继服 2 帖。

三诊：汤丸并进，神志日清，呓语亦止，身热从汗而减。疹发颇稀，大腑二

日不行，小溲浑赤，脉小滑而数，舌苔薄黄。气分邪热痰滞未化，当在表里双托。

处方：薄荷3g，黑山栀6g，赤苓12g，青蒿6g，全瓜蒌15g，光杏仁9g，净连翘9g，炒枳实9g，川郁金6g，炒竹茹5g，九节菖蒲3g，益元散（包煎）12g。2帖

四诊：日间身热大减，夜分略高，红疹透发较多，间或呛咳，胸膺板闷，腑气迄今未通，脉小数，舌心浮黄。伏邪初达，痰滞内阻，守原意更进一步。

处方：原方去薄荷、郁金、九节菖蒲；加海南子9g，郁李仁12g，火麻仁12g。1帖

五诊：进透化润导之剂，药后大腑畅通，胸膺大适，表热已清。夜间仍有呛咳，痰少而黏。脉小数，舌心有浮黄苔。表里虽透，肺中痰热尚未尽化，须谨慎口腹。

处方：冬桑叶9g，象贝母9g，竹沥半夏6g，光杏仁9g，云苓9g，净连翘9g，瓜蒌皮12g，川石斛9g，旋覆花（包煎）6g，炒竹茹5g，枇杷叶9g（去毛，炙），鲜梨皮1.5g。2帖

六诊：腑通之后，身热随清，红疹亦退。呛咳未除，口干，脉小数，舌尖红少苔。余邪未尽，肺胃之阴暗伤，当以清润善后。

处方：冬桑叶9g，川石斛9g，象贝母9g，光杏仁9g，大麦冬9g，云茯苓12g，天花粉12g，瓜蒌皮12g，炒竹茹5g，枇杷叶（去毛，炙）9g，鲜梨皮15g，蜜炙苏梗6g。3帖

诊治要点：伏暑表里不透，往往导致呃闭。呃者，胃气衰败；闭者，神明蒙蔽，均属病情恶化之象。本例秋温半月，表里俱热，出现恶心、神糊、谵语而脉不楚，此即呃闭之兆。初诊用透表托里之法，使郁结于表里之邪得以下泄、外达。所谓"托里"，如山栀、连翘、益元散之清泄里热；瓜蒌、枳实、竹茹之导滞降逆；菖蒲、牛黄丸之清心开窍，皆含此义。

温病中出现上下失血，虽为邪热逼迫营血，但亦是伏邪外达之象。薛生白曰："毒从血出，生机在是。"故温病家称之为"红汗"。本例二诊得汗，疹发胸背，皆属邪气外露，因而身热随减。然疹点隐约，腑气不行，说明表里仍未透，继用前法。至于通腑之法，或下夺，或导滞，应视病情而定。本例大腑不通两旬，经润导后，不仅大腑畅通，胸膺大舒，身热亦退。说明人体表里上下密切关联，解表可以和里，通里亦能和表。

案六　秋温伤津，里结扰神。治宜生津达邪，润肠通腑。

许某　男　56岁

初诊：秋温三候，身热不清，有汗，白㾦发于颈胸，隐约不多，神迷嗜睡，夜分呓语，口渴，痰难出，耳聋，便结，脉小数，左部脉不甚了了，唇燥齿干，舌前干，苔灰黄而腻。温邪夹痰滞交结阳明，渐从热化，神明被扰，阴分不充，颇虑痉厥。当清热顾阴，兼以宣化。

处方：鲜石斛12g，薄荷3g（合打），茯苓神各12g，粉葛根9g，酒子芩6g，青蒿6g，银花6g，连翘12g，益元散（包煎）12g，南花粉9g。2帖

二诊：颈胸部白㾦较多，痰出略爽，热仍未退，齿燥唇干，神昏嗜眠，偶有呓语，手指或动，脉小数，舌苔根灰，前黄而干。伏邪未楚，上焦痰热逗留，肠胃内蕴湿滞，灵窍失于清旷之征。仍宗原方出入。

上方去葛根；加川贝母4.5g，全瓜蒌15g。2帖

三诊：药后表热已退，舌干转润，灰腻苔已薄，嗜眠呓语已折。唇齿干燥，痰多口渴，便结十余日未行，频传矢气，脉小数。伏温虽得外泄，上焦痰热与肠腑宿垢未清，阴分日耗。当再清热顾阴，化痰通腑。

处方：鲜石斛9g，全瓜蒌15g，枳实6g，杏仁9g，青蒿6g，酒芩4.5g，川贝母4.5g，连翘12g，竹沥半夏6g，竹茹4.5g，荸荠6个，茯苓神各12g，海蜇60g。2帖

四诊：今日神志清醒，表热亦退，舌根灰腻渐化，间或呓语，大便未行，唇焦齿干，口舌碎破作痛，脉仍小数。秋温化燥之势已定。痰热渐化，宿垢未行。原意出入。

上方去青蒿、茯苓神、竹茹；加赤苓12g，鲜薤白12g，淡竹叶9g，更衣丸（入煎）12g。2帖

五诊：唇齿干焦渐润，稍能入谷。但食入易于呕吐，少腹时有坠意，便结两旬未行，午后有时潮热，舌苔转为黄腻。阴伤之质，伏邪痰热未清，肠胃积滞未除，通降失常。再以生津化痰，润肠通腑。

处方：川石斛9g，全瓜蒌15g，大杏仁9g，炒枳实6g，香白薇9g，云苓9g，陈橘皮3g，郁李仁12g，竹沥半夏4.5g，炒竹茹4.5g，更衣丸12g（入煎）。2帖

六诊：药后大腑已行，量颇多，胸脘舒畅，潮热得清，口舌破碎渐愈。仍有呕恶。舌苔浮腻，脉细软带数。宿垢已有出路，阴液初复，胃气未和之候。转当养阴和胃。

处方：川石斛9g，扁豆衣9g，冬瓜子12g，炒谷芽12g，炒苡仁15g，陈橘

白4.5g，法半夏4.5g，炒竹茹4.5g，云苓9g，砂仁壳2.4g，青荷叶15g。3帖

诊治要点：秋温伏暑，夹痰湿滞交结于里，必致化热伤阴。本例病延三候，症情错杂，但以阴伤为突出，故以鲜石斛为主药，佐以花粉。然伏暑不透，里热不清，则伤阴之势断难阻止，必须生津达邪，兼以清热。生津之法，无汗用豆豉合石斛，本例有汗，故代以薄荷。清热则银、翘、青蒿、黄芩之类。阴伤非一时可复，因此本例自始至终贯穿此法。伏邪与宿垢阻结阳明，成为里结，当用下法。本例阴耗津伤，不能迳用硝黄，只能缓下润通，故参用雪羹汤、更衣丸、瓜蒌、枳实、杏仁、郁李仁等药。海蜇、荸荠二者皆性寒而质滑，取其生津泄热，润肠下滞。昔俞根初用此，常与更衣丸合用，收效甚佳。观本例六诊，大腑畅通，邪去而阴亦复，足见一切真知都从实践中来。

案七　秋温内伏，热入血室。治宜宣邪达表，泄热清神。

邓某，女，36岁

初诊：始而寒热往来，继即壮热无汗，神志不清，时有呓语，耳聋目糊，呛咳，腑通溏薄，经水适断，唇焦，舌干苔黄，脉细不应指。温邪夹痰热内伏，热入血室，颇有化燥内陷之害。亟为宣邪达表，泄热清神。

处方：鲜生地30g，香豆豉12g（合打），白薇9g，酒子芩6g，丹皮6g，赤芍6g，柴胡3g，天竺黄4.5g，连翘9g，炒竹茹4.5g，云苓神各12g，九节菖蒲4.5g。1帖

另：万氏牛黄清心丸1粒，开水先下。

二诊：丸煎并进，得汗热减，目糊较轻，神志已清，入夜仍呓语，咳嗽、口干、便溏，脉转弦数，舌苔干黄。血分伏热渐从外泄，上焦痰浊未清，仍虑内陷。当再养阴清热，兼以达邪。

上方去豆豉、牛黄清心丸，加薄荷3g与鲜生地合打。2帖

三诊：今日目已不糊，便亦不溏。惟身热日轻暮重，夜分仍有呓语，呛咳，耳聋，口泛苦味，脉弦数，舌干黄尖红。血分伏邪未尽，肺部痰热逗留，神明受扰。再拟青蒿鳖甲汤合小柴胡汤加减，养阴清热。

处方：鲜生地24g，赤白芍各6g，鳖血炒柴胡3g，青蒿6g，大麦冬9g，川贝母6g，丹皮9g，酒芩6g，黑山栀9g，茯苓神各12g，竹茹4.5g，九节菖蒲2.4g。2帖

四诊：药后有微汗，暮热已轻，耳聋渐闻，舌干转润，夜能入寐。但仍呛咳痰黏、口苦，食入不舒，脉细弦。邪热渐从血分外达，肺胃肃降失职。症势虽

定，调护不可稍忽。

上方去山栀、酒芩、茯神；加桔梗6g，瓜蒌皮12g，枳壳6g。3帖

诊治要点：妇女病温，经水适断适来，每致热入血室。盖经行后，血室空虚，邪热易于乘虚而入，叶天士说"若热陷入，与血相结者，当从陶氏小柴胡汤去参、枣，加生地、桃仁、楂肉、丹皮……"本例秋温经水适断，始而寒热往来，继则壮热，神志不清，耳聋，目糊，显系热入血室。故初诊时用柴胡、酒芩、丹皮、赤芍、白薇，意在使血分邪热从少阳外达。然其壮热无汗，神昏呓语，而脉沉细不应指，颇虑内陷，故又着重用豆豉与鲜生地凉血透邪；用牛黄清心丸、竺黄、菖蒲清心开窍，从而扭转病势。三诊身热日轻暮重、呓语、耳聋、口苦仍是血分伏热未清，故以柴胡、青蒿、酒芩、山栀以清热透邪，生地、丹皮、赤白芍以养阴凉血，血分邪热得以清透，于是趋于恢复。

三、小结

秋温，又称伏暑，是先受暑湿，复感秋邪而发，是发于深秋以至冬月的一种伏气温病。秋温证主要当辨在气、在营。初期多是表里同病，往往表证相似，而里证不同，如案一是伏邪痰滞郁蒸于上、案二则属秋邪夹滞化湿阻于阳明、案三则夹有气滞、案四夹有痰浊、案五则表里俱热。故在透表上虽都用豆豉、青蒿为主药，而在治里上，或用温胆汤化其痰湿，或用菖蒲郁金芳香开窍，或用凉膈散清热通腑，或用半夏厚朴汤行气，或取苏合香丸温开，或加牛黄清心丸清里。伏邪不透，伤及阴液时，须辨清气血。案六邪在气分，伤津里结；案七热入血室，势将内闭。故一用鲜石斛与薄荷为主，佐以蒿、芩、雪羹汤；一用鲜生地与豆豉为主，佐以小柴胡、牛黄清心。辨证论治，不尽相同。

第七节 冬 温

一、概述

冬温是发生在冬季的温病，冬季气候反常，应寒反温，人体感受风热之邪，初起邪在肺卫的外感热病。其临床特点与风温病相似。

颜氏认为冬温是概括风温与伏暑而言。本病既有冬令时邪，又有暑邪内伏。故治冬温亦须分清寒热表里，辨别病位所在。

二、医案五则

案一　冬温热入血室。治宜宣邪导滞，和血开窍。

景某，女，41 岁

初诊：冬温四日，始而寒热、少汗、头痛，继则神糊呓语、夜间昏厥二次。经事适来即止，少腹作胀，便结不通。脉沉弦而数，舌苔满腻。温热痰滞遏阻少阳阳明，既不外解，又不下行，热入血室。拟用大柴胡汤加味，宣邪导滞，和血开窍。

处方：柴胡 3g，生军（后入）9g，枳实 6g，炙草 2.4g，广郁金 6g，大白芍 6g，酒子芩 4.5g，桃仁 6g，法半夏 6g，焦山楂 12g，九节菖蒲 4.5g，姜 1 片。2 帖

二诊：药后呕吐黏痰甚多，月事复来，大腑未行，恶寒去而壮热不退，神志清而复昏，肢末间或不和。脉沉不起，舌苔灰腻满布。少阳之邪渐解，阳明温热痰滞互搏不化，内扰心神。当再宣邪化滞，以清神明。

上方去柴胡、炙草、白芍、山楂；法半夏改竹沥半夏 6g；加薄荷 4.5g，白薇 9g，连心翘 12g，远志肉 4.5g。2 帖

另：牛黄清心丸 1 粒，药汁化服。

三诊：今晨得微汗，壮热略减。腑气虽通不多，少腹仍胀，肢末欠温，遍体酸痛，经行量少，神志或明或昧，脉象时沉时滑。舌尖干红，根部苔腻而灰。表热未清，里蕴痰滞尚重，心包仍受邪扰，津液暗伤。拟生津达邪，化痰导滞。

处方：鲜石斛 12g，薄荷 3g，连心翘 12g，辰茯神 12g，天竺黄 12g，郁金 6g，竹沥半夏 4.5g，山栀 9g，杏仁 9g，全瓜蒌 15g，凉膈散（包煎）12g。2 帖

四诊：昨药后，皆得微汗，身痛已除。仍壮热渴欲凉饮，面颧或见赤色，舌强，言语不利，神志仍有时模糊，肢仍不和。脉小滑，舌根灰腻。温邪为痰滞所搏，酝酿化热。阻闭机窍，殊有风动痉厥之变。守原方再进。

上方去郁金、瓜蒌；加射干 4.5g，远志肉 6g。2 帖

五诊：今日神志已清，渴饮亦除，口干较润，语言流利。惟热退复热，表热为甚，经事虽净，小腹仍微胀，矢气频频，便结不行。苔脉同前。气分邪滞未尽，肠腑通降失常。再拟大柴胡汤表里双解。

处方：柴胡 3g，生军（后入）12g，枳实 6g，山楂 9g，杏仁 9g，酒子芩 4.5g，全瓜蒌 15g，竹沥半夏 6g，大白芍 6g，云苓 9g，炒竹茹 4.5g。2 帖

六诊：进大柴胡汤加减，大腑迭通颇爽，腹胀已消，四肢转温，表热亦从汗减，胃嘈思食。灰苔尽退，转为浮白。惟喉间痰黏难出，脉仍小滑。气分伏邪渐得外解，余热痰浊逗留上焦。转当化痰清热，以肃余氛。

处方：白薇 9g，瓜蒌皮 12g，橘白 3g，象贝 9g，郁金 6g，青蒿 6g，半夏

4.5g，丹皮6g，杏仁9g，茯苓9g，炒竹茹4.5。3帖

诊治要点：温病热入血室，用柴胡汤使邪热从少阳透出，是为正治。但亦须辨其虚实，虚证扶正以达邪，若见里实，则应攻下。本例冬温热入血室，曾两度用大柴胡汤表里双解，治法同中有异，充分体现辨证施治精神。初诊冬温四日，经水适来即止，神糊呓语，并昏厥两次，便结、少腹作胀，舌苔满腻，温邪陷入血室，与血相结，又夹痰滞内阻，故用大柴胡汤为主方，并佐桃仁、山楂以和血祛瘀，菖蒲、郁金以芳香开窍；二诊经水复来，乃转为清心化痰；至五诊时，神志虽清，但热退复热，表热尤甚，经事虽净，但少腹仍胀，便结不通，矢气频频，此表里未和，故又用大柴胡法，除重用生军外，加入瓜蒌、杏仁、云苓着重通其腑气。由于大腑迭通，诸证乃次第消失。

冬温一症，除外感时邪外，多兼夹伏暑为患，故有"晚发"之称。伏邪夹痰滞内结，往往出现肢冷、脉沉不起，如本例一、二、三诊中所见，若误认虚寒，必致偾事。但冬温伏邪深沉难化，必须汗畅、腑通、苔化，方为透达。

案二　冬温脱力伤寒。治宜疏邪涤痰，清心开窍。
朱某，女，16岁
初诊：脱力伤寒，或寒或热，体痛，汗泄不畅，微咳有痰，入夜神糊呓语，耳聋。年已过笄，地道未通。脉濡数而细，舌苔薄白。风寒外袭，痰热内阻。法当疏邪涤痰。

处方：柴胡3g，炒荆芥4.5g，云苓神各12g，天竺黄4.5g，香白薇9g，橘皮络各3g，陈胆星6g，桑叶9g，竹沥半夏6g，广郁金6g，省头草6g，九节菖蒲4.5g。2帖

二诊：寒热退后，神志不清，时而呓语，耳聋，呛咳，痰出不易。脉濡细，舌苔转黄。脱力伤寒，在表之邪虽罢，但痰热扰阻心肺之络，仍当涤痰清神。

上方去柴胡、荆芥；加远志肉4.5g，路路通（去刺）9g。2帖
另：牛黄清心丸1粒，分两次药汁化服。
三诊：进涤痰清神法，神志已清，耳聋渐闻。惟呛咳痰难出，两胁引痛，头汗颇多，便结未行。脉濡细而滑，舌苔根黄。痰热渐化，肺失肃降，转为肃肺化痰。

处方：旋覆花（包煎）6g，象贝母9g，郁金6g，水炙远志6g，蜜炙桑叶9g，炒枳壳6g，通草3g，法半夏4.5g，橘络4.5g，瓜蒌皮12g，枇杷叶（去毛、炙）9g。3帖

诊治要点：脱力伤寒，起于劳力过度之后，其证寒温夹杂，表里同病。本例初诊寒热，体痛，舌苔薄白，又见神糊、呓语、耳聋，故用柴胡、荆芥、白薇、桑叶疏其表邪，用竺黄、胆星、菖蒲、郁金清化痰热以开其窍，此乃表里兼顾之法。然表邪易解，痰热内蒙，则非一时能开，必须专力涤痰清心，以防内闭，故加牛黄清心丸后，病情终于好转。

案三　冬温寒遏中宫。治宜芳香化浊，苦辛开降。

巫某，男，49岁

初诊：冬温八日，冷退热不清，有汗不解，遍体痛，口甜，胸痞，小溲浑赤，入夜少寐，偶有呓语。脉滑数，苔腻微黄，病中恣啖生冷，温邪为寒凉所遏，延防增呃。

处方：香青蒿6g，大杏仁9g，陈皮5g，佩兰6g，法半夏6，炒枳壳6g，上川朴3g，川郁金6g，黑山栀6g，茯苓神各12g，益元散（包煎）12g。2帖

另：玉枢丹1.5g，开水化服。

诊治要点：温热为寒凉所遏之证，病情常缠绵难解。其治法，清温热与化寒湿二者虽须兼顾，但多侧重后者。盖寒湿不祛，温热亦难除。故本例用药以芳香化浊与苦辛开降为主。

案四　冬温夹湿。治宜透表和里，清热化湿。

郭某，男，42岁

初诊：冬温夹湿，交阻气分。身热无汗，心烦多寐，口干作恶，胸痞腹胀，便溏不爽。脉沉濡小数，舌红根黄。当透表和里，清热化湿。

处方：香豆豉6g，上川朴3g，炒枳实6g，姜川连1.5g，法半夏5g，藿苏梗各6g，香青蒿6g，姜山栀4.5g，云茯苓9g，川郁金6g，陈橘皮4.5g，姜竹茹4.5g。2帖

二诊：药后得微汗，身热略退，余症依然，守原意再进。

处方：藿香6g，姜山栀4.5g，陈皮4.5g，佩兰6g，姜川连1.5g，炒枳实6g，川朴3g，法半夏6g，川郁金6g，云茯苓9g，大腹皮9g，姜竹茹4.5g。2帖

诊治要点：温邪夹湿之证，多见脾胃症状，盖以脾为湿土故也。本例临床所见，虽有邪郁于表，热扰胸膈之象，但显然以湿热阻郁中焦，脾胃升降失常为突出。故处方栀豉、连朴、藿苏、温胆诸法并用，重在芳香宣化，分消走泄。黄

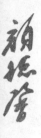

连、山栀、竹茹均用姜汁炒，一则制其寒凉之性，再则取其辛开，以利邪湿之宣散，用意甚密。

案五　冬温阳伤邪伏。治宜扶阳护阴，清利其里。

徐某，女，36岁

初诊：冬温身热起伏，多汗，恶寒，四肢不和，胸痞作恶，心烦少寐，口渴引饮，便结。脉沉而虚软，舌红根黄。正伤邪伏，内闭外脱可虑。桂枝甘草龙骨牡蛎汤加减。

处方：桂枝尖3g，大白芍6g（合炒），煅牡蛎18g，上川连2g，姜半夏6g，云苓神各9g，煅龙骨18g，川郁金6g，陈皮4.5g，佛手3g，煨姜2片。1帖

二诊：昨进桂枝甘草龙骨牡蛎汤法，今日四肢清冷已和，多汗已收，脉沉亦起，能安然入寐。惟口渴未止，仍作恶，大腑未通，少腹作胀。舌质红，根端薄黄。阳气初复，邪滞内阻，肠胃气机失调也。转为润肠和胃，调畅气机。

处方：全瓜蒌12g，炒枳壳6g，姜半夏6g，火麻仁9g，大腹皮9g，云苓神各9g，光杏仁9g，川郁金6g，川楝子6g，小青皮3g，冬瓜子12g。2帖

诊治要点：桂枝甘草龙骨牡蛎汤具有扶阳护阴、潜镇摄纳之功，原为仲景治虚劳主方之一。本例冬温虽与杂病有别，然观其身热起伏，多汗恶寒，四肢清冷，而脉沉虚软，显系正元暗伤，阴不敛阳，阳气有外脱之虑。按照异病同治原则，故选为主方。但本例尚有温邪内伏的一面，如胸痞作恶、心烦口渴、舌红根黄等等，因而又佐以黄连、半夏、郁金、枳壳之类清利其里，以防内闭。方中桂、姜与黄连，寒温同用，并行不悖。由于药合病机，奏效亦捷，二诊所见，险境已越，因而得以从容地通腑调气。

三、小结

冬温是概括风温与伏暑而言。本病既有冬令时邪，又有暑邪内伏，故治冬温亦须分清寒热表里，辨别病位所在。案二为风寒外束，病及心肺，故解表则用辛平，开窍涤痰。案一热入血室，又兼里实，在冬温中别具一格，因主以大柴胡汤表里双解，兼以活血。此外，冬季寒凉，故患者在感受非时之暖时，常复夹有寒湿之邪，甚则伤及阳气，案三至案五即属这种类型，治法当温凉并用，或用连朴辛开苦降，或加玉枢丹、藿佩以芳香化浊，或取桂甘龙牡汤以扶阳护阴。